製造業における
振動工具
取扱作業の知識

振動工具取扱作業用教育テキスト

中央労働災害防止協会

は じ め に

　製造業においては、振動工具が広く普及しており、作業現場では、各種の振動工具が多数使われています。

　このような振動工具を長期間取り扱っていると、その振動を受けることによって、末梢循環障害や末梢神経障害、運動器障害などの「振動障害」を起こすおそれがあります。

　振動障害を予防するためには、振動工具を取り扱う事業場において、それぞれの業種、作業に応じた振動障害予防対策を進める必要があります。

　わが国の振動工具の取扱い作業時間については、従来は振動の大きさに関係なく作業時間を一律1日2時間以内とされていましたが、国際基準等では振動レベルに応じた作業時間が示され、また、近年においては低振動の機械が開発されています。

　厚生労働省では、国際基準の考え方に基づく作業管理を進めるため、平成21年7月10日付労働基準局通達により、新しい「チェーンソー以外の振動工具の取扱い業務に係る振動障害予防対策指針」を示し、振動の少ない振動工具の選定、振動作業の作業時間の管理、工具の操作時の措置、点検・整備、保護具、体操、健康管理、安全衛生教育などの対策を講じるよう求めています。

　本書は、振動工具取扱作業者が、振動障害を予防するためには、どのようなことを知り、どのようなことを行えばよいのかということが具体的に、かつ、わかりやすくとりまとめられており、事業者をはじめ各級管理者、指導者にとっても多いに役立つと考えます。このほど改正労働安全衛生法等の最新の法令・通達に対応するなどアップデートを図り、改訂いたしました。

　最後に本書の原稿の作成にご協力いただいた近畿大学総合社会学部の前田節雄教授に感謝申し上げます。

　平成28年8月

中央労働災害防止協会

目　次

1　振動障害とは······11

1-1　からだに伝わる振動······11

1-2　振動障害の症状······12

1-3　振動障害の発症に関係する因子······14
　(1) 振動の周波数······14
　(2) 振動の強さ（「周波数補正振動加速度実効値」）······15
　(3) 振動の方向······16
　(4) 振動のばく露時間······18
　(5) 工具の重さ、形状······19
　(6) その他の誘因······19

1-4　振動障害の発生状況······20

2　振動の測定と評価と影響評価······23

　(1) 振動工具の振動測定······23
　(2) 振動工具の振動評価······23
　(3) 振動工具の振動影響評価······24

3　振動障害を予防するには（振動障害の予防対策）······27

　(1) 振動工具の選定の適正化および点検整備の励行······27
　(2) 適切な作業管理の推進······28
　(3) 健康管理の充実······28

(4) 安全衛生教育の徹底・・・・・28

3-1　振動工具の選定と管理・・・・・29
　(1) 工具の種類・・・・・29
　(2) 工具の選定・・・・・31
　(3) 工具の管理・・・・・40

3-2　適切な作業の進め方・・・・・48
　(1) 作業方法・・・・・48
　(2) 作業時間・・・・・61
　(3) 保護具・・・・・68

3-3　健康管理・・・・・72
　(1) 健康診断・・・・・72
　(2) 日常生活における健康管理・・・・・76

4　関係法令・・・・・79

4-1　労働安全衛生法のあらまし・・・・・79
　(1) 労働安全衛生法の目的・・・・・79
　(2) 事業者および労働者の義務・・・・・79
　(3) 安全衛生管理体制の確立・・・・・80
　(4) 危険または健康障害の防止措置・・・・・82
　(5) 機械等の規制・・・・・83
　(6) 安全衛生教育・就業制限・・・・・83
　(7) 健康管理・・・・・84
　(8) 快適な職場環境の形成の措置・・・・・85
　(9) 計画の届出・罰則等・・・・・86

4-2　振動工具の取扱い業務に係る振動障害予防対策指針
　　　（チェーンソー以外）・・・・・87

4-3　振動障害総合対策要綱・・・・・96

4-4　今後の振動障害予防対策の推進について・・・・・104

4-5　振動工具取扱作業者等に対する安全衛生教育の推進について（抄）
　　　・・・・・106

【参考資料1】振動障害予防のための作業時間の管理の手順・・・・・109

　1　作業時間の管理の実施・・・・・109
　2　作業の計画の考え方・・・・・112
　3　日振動ばく露量 $A(8)$ の考え方に基づいた作業時間の管理の考え方・・・・122
　4　やむを得ず日振動ばく露限界値を超える場合の考え方・・・・・128

【参考資料2】周波数補正振動加速度実効値の3軸合成値の導出について
　　　・・・・・130

　1　試験規則による周波数補正振動加速度実効値の3軸合成値・・・・・130
　2　現場計測による周波数補正振動加速度実効値の3軸合成値・・・・・136

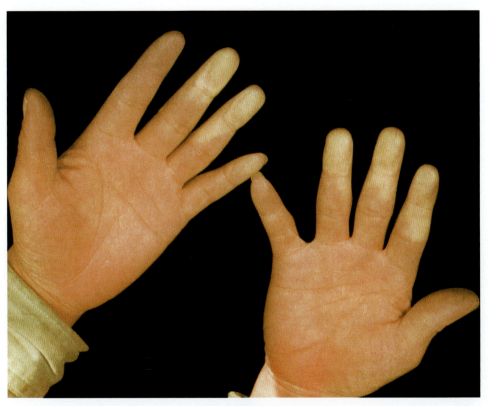

レイノー現象(白指)
写真提供 岩田弘敏(岐阜産業保健総合支援センター所長)

1 振動障害とは

1-1 からだに伝わる振動

人体に影響を及ぼす振動は、次の3つに大別することができる。
① 全身振動
　身体全体が揺すられる振動を「全身振動」といい、乗り物（電車、自動車やフォークリフトなどの運搬等）の運転者や乗客にばく露する振動が全身振動である。このほか、線路や道路のそばに住む住民に影響する公害振動も全身振動である。
② 局所振動
　さく岩機やグラインダーのような手持ちの振動工具のハンドルを手で持って作業をする場合、機械の振動がハンドルから手、腕に伝播して、いろいろな障害を起こすことがある。この原因となる振動を「局所振動」、または手腕振動、手腕系振動などといっている。このテキストの対象となる振動は、この局所振動である。

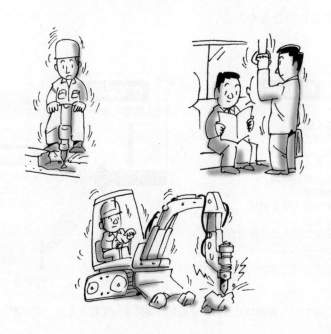

③　低周波空気振動

音は空気の振動であるが、そのうち周波数が20〜20,000Hz（ヘルツ）の範囲が人間の耳に音として聞こえる範囲である。20Hz以下の空気の振動は耳では聞き取ることはできないが、人体にいろいろな障害を及ぼすことがある。このような空気の振動を、低周波空気振動とか、超低周波音、低周波騒音というが、わが国では100Hz以下の可聴周波数を含む空気の振動を特に「低周波空気振動」と呼んでいる。

毎日の生活を考えてみると、われわれの身体には前述のようないろいろな振動が伝わってくる。

これから、局所振動によって引き起こされる身体の障害とその障害を予防する方法について述べることとする。

1-2　振動障害の症状

さく岩機等の振動工具を使って作業をしていると、振動がハンドルから手、腕に伝わり、血液の流れや神経の働きを悪くすることがある。このような変化は全ての作業者に常に出現するものではなく、作業に関するいろいろな条件（例えば、振動工具の振動の強さ、振動工具を取り扱う時間、作業の方法、作業時の寒さ、騒音等）や作業者の個人的要因（日常生活の過ごし方、年齢等）により、身体の働きの一部に異常が出る場合と、出ない場合とがある。

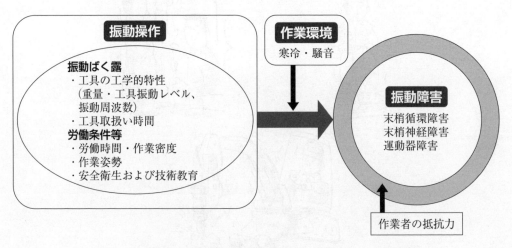

図1-1　振動ばく露および振動作業によって起きる3つの障害

しかし、予防対策を講じないで振動工具を長期間使用すると、やがて何らかの健康障害が発症する場合があることを知っておく必要がある。

振動障害は、振動工具の振動が身体に伝わることによって生じる身体の機能の異常の総称であるが、振動症候群、振動病とも呼ばれている。また、指が白くなる症状は、振動障害の特徴的症状で、これをレイノー現象とかレイノー症候群、または白指現象といっている。また、白ろう病と呼ばれることもある。

このような手腕振動障害は大別して、末梢循環障害、末梢神経障害、運動器障害に分けられる。

① 末梢循環障害

心臓から離れた場所の血液循環を末梢循環といっている。血液は血管の中を流れているが、血管は血管運動神経の働きによって、太くなったり、細くなったりして血液の流れる量を調節している。皮膚表面の血液の流れる量が少なくなると、そこの皮膚の色は白くなり、皮膚の温度は低下する。

振動の影響を受けると、手指の血管が細くなるので手指が白くなったり、手が冷たくなるなどの症状が出現することがある。

② 末梢神経障害

脳や脊髄から離れた場所の神経を末梢神経といっている。振動の影響を受けると、神経の働きは悪くなり、手や腕のしびれ、痛み等の症状が出現する。

③ 運動器障害（骨・関節および筋肉の障害）

振動の影響を受けると、骨や関節、筋肉に振動が伝わり、手や腕の痛みや、動きが悪くなったり、力が入りにくいなどの症状が出現することがある。

その他、振動の影響を受けると、汗が出やすい、ねむりにくい、頭が重い、頭が痛い、耳鳴りがする、もの忘れをしやすくなるなどの一般的な症状が出現することがあ

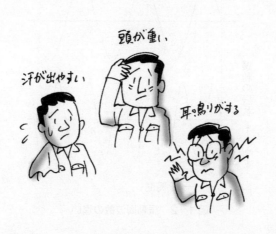

る。これらの症状は、全てが必ず出現するとは限らない。どれか1つだけ出現したり、いくつかの症状が複合して出現することもある。どの症状がいつごろから現れるかは、使用する振動工具の種類や作業の状況、体質によって一定ではないが、指が白くなるとか、手や腕のしびれなどが出現してはじめて振動障害に気づくことが多い。

　振動障害も一般の病気の場合と同じで、発見が遅くなると、それだけ治りも遅くなるので、早期発見に努め、早めに適切な措置をとることが必要である。

1-3　振動障害の発症に関係する因子

　振動障害は、振動にばく露されなければ発症しない。しかし、どれだけばく露されたら発症するとは一概にいうことはできない。それは、次に述べるようにいくつかの因子が関与しており、その組合せと影響の程度によっては発症したり、しなかったりする。また、発症した場合にも、障害の程度に差が出てくる。

　いずれにしても振動障害を予防するためには、障害を起こす主な因子について理解することが重要であることから、次に振動障害を起こす主な因子について紹介する。

(1) 振動の周波数

　振動には、ゆっくりとした振動も早い振動もある。図1-2で横軸は時間を縦軸は振動の振れを表す。上図の振動に対し、下図の振動は2倍の早さで振動している。この振動の単位時間（秒）当たりの回数を振動周波数と呼ぶ。周波数は1秒間に何回振動するかを表し、Hz（ヘルツ）がその単位である。100Hzの振動とは、1秒間に100

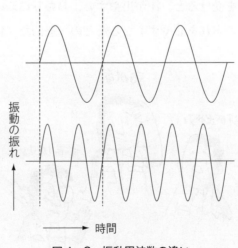

図1-2　振動周波数の違い

回振動していることを表し、20Hz の振動とは 1 秒間に 20 回振動していることを表す。

(2) 振動の強さ（「周波数補正振動加速度実効値」）
ア 周波数補正
　振動周波数の違いで、振動が人体に影響を与える度合いが異なる。どのような周波数の振動が、人体の手腕にどのような影響をどの程度与えるかは、長年にわたり世界的に研究されてきた。

　JIS B 7761-3（ISO 5349-1：2001）では、手腕振動障害の原因となる振動（中心周波数 8Hz 〜 1000Hz をカバーする帯域の周波数の振動）に対し、各周波数の強さが人体に与える影響の度合いを補正することを規定し、周波数補正係数として定めている。周波数補正をグラフで表すと**図 1-3** のようになる。

イ 振動の強さ「周波数補正振動加速度実効値」
　振動の強さは、振動加速度（振動の大きさは加速度で表す）に帯域制限および周波数補正を行い測定した「周波数補正振動加速度実効値」で規定される。

　この「周波数補正振動加速度実効値」は、工具の全ての振動に対し、人体手腕へ影響を与える周波数帯域を抽出し、周波数ごとの補正を行い人体へ影響を与える振動の強さを表したものであり、単位は m/s^2（メートル毎秒毎秒）である。この振動の強さは、JIS B 7761-1（ISO 8041：2003）および JIS B 7761-3（ISO 5349-1：2001）の規定を満たす手腕振動測定器を用いて振動を測定することで得られる。

ウ 人体に影響を与える周波数帯域
　図 1-3 は手腕振動の周波数補正をグラフに表したものであるが、12.5Hz 前後の周波数はその振動の強さのほぼ 100 ％が人体に影響を与えるのに対し、160Hz では

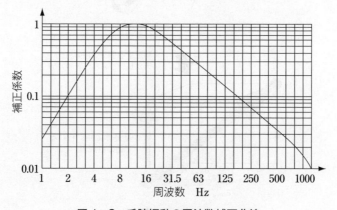

図 1-3　手腕振動の周波数補正曲線

約10％が影響を与え、1,000Hz以上ではほとんど影響を与えないことがわかる。補正後の「周波数補正振動加速度実効値」が大きいほど、そして、振動にさらされる時間（振動ばく露時間）が長いほど、振動による障害の程度は大きくなると考えられている。

(3) 振動の方向
ア　振動は直交する3方向を合成

一般に振動工具のハンドルなどは、前後左右上下とあらゆる方向へ振動している。しかし、その中のある1つの方向の振動を取り上げれば、その振動は直交する3つの方向の振動に分解して考えることができる。全ての方向の振動に対して直交する3つの方向を揃えれば、全ての振動は直交する3方向の振動としてまとめて置き換えて考えることができる。これは、直交する3方向の振動を測定すれば全ての方向の振動をまとめたものを測定することになり、振動を3方向（「3軸」という。）で考えればよいことになる。

振動測定においては、直交3軸の振動を測定することで全ての方向の振動を測定できることになり、振動測定を容易にすることができる。3方向の振動は、工具を持つ手を基準に**図1-4**のようにx、y、z軸の振動として規定される。また、3方向（x、y、zの3軸）の各々における振動は、等しく有害であるとされている。

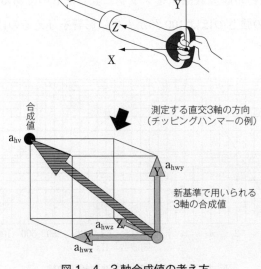

図1-4　3軸合成値の考え方

イ 周波数補正振動加速度実効値の3軸合成値（**図1-4**参照）

「周波数補正振動加速度実効値」はa_{hv}で表され、3方向（3軸）であるx、y、z軸において「周波数補正振動加速度実効値」をそれぞれa_{hwx}、a_{hwy}、a_{hwz}と表す。

この直交3軸の振動は、人体に対し同じように影響を与えるものであることから、工具の全体の振動値はこの3軸の「周波数補正振動加速度実効値」を式（1-1）により合成したもの（a_{hv}）で表される。

$$a_{hv} = \sqrt{a_{hwx}^2 + a_{hwy}^2 + a_{hwz}^2} \quad \cdots\cdots\cdots (1\text{-}1)$$

（a_{hwx}、a_{hwy}、a_{hwz}は、x、y、z各軸の振動の強さ（周波数補正振動加速度実効値）を表す）

この式（1-1）の値が手腕振動の強さを表す「周波数補正振動加速度実効値の3軸合成値」であり、振動値（3軸合成値）として振動工具に表示などされるものである。この単位もm/s^2（メートル毎秒毎秒）である。

ウ 振動障害予防対策の考え方

厚生労働省では、平成21年7月10日、国際標準化機構（ISO）等が取り入れている「周波数補正振動加速度実効値の3軸合成値」（振動の強さ）と振動ばく露時間で規定される1日8時間の等価振動加速度実効値（日振動ばく露量$A(8)$）の考え方などを取り入れた「チェーンソー以外の振動工具の取扱い業務に係る振動障害予防対策指針」（以下「振動障害予防対策指針」という。）等を発出した。

この振動障害予防対策指針で示されている「日振動ばく露量$A(8)$」は、製造・輸入事業者が測定・算出した「周波数補正振動加速度実効値の3軸合成値」および振動ばく露時間から算定されるものである。

エ 日振動ばく露量$A(8)$の求め方

継続時間の異なる日振動ばく露の間の比較を容易にするために、8時間エネルギー等価周波数補正振動合成値$A(8)$として、式（1-2）および**図1-5**「日振動ばく露量$A(8)$の対数表」などにより日振動ばく露量$A(8)$を求める。

$$日振動ばく露量\ A(8) = a_{hv} \times \sqrt{\frac{T}{8}}\ [m/s^2] \quad \cdots\cdots\cdots (1\text{-}2)$$

（$a_{hv}\ [m/s^2]$は周波数補正振動加速度実効値の3軸合成値、T［時間］は1日の振動ばく露時間）

オ　日振動ばく露限界値等

　前述した振動障害予防対策指針には、先駆けた取組みがされているEU諸国の規制状況等を参考に、日振動ばく露量A(8)において日振動ばく露対策値を2.5m/s^2、日振動ばく露限界値を5.0m/s^2と定めることが適当であると示されている。

(4) 振動のばく露時間

　振動障害を予防するためには、日振動ばく露限界値（5.0m/s^2）に対応した1日の振動ばく露時間（以下「振動ばく露限界時間」T_Lという。）を管理する。振動ばく露時間は次式（1-3）および図1-5等により算出し、これが2時間を超える場合には、当面、1日の振動ばく露時間を2時間以下とする。

$$振動ばく露限界時間\ T_L = \frac{200}{a_{hv}^2}[時間] \quad \cdots\cdots\cdots (1-3)$$

　ただし、振動工具の点検・整備を、製造者または輸入者が取扱説明書等で示した時期および方法により実施するとともに、使用する個々の振動工具の「周波数補正振動加速度実効値の3軸合成値」a_{hv}を、点検・整備の前後を含めて測定・算出している場合において、振動ばく露限界時間が当該測定・算出値の最大値に対応したものとなるときは、この限りでない。

　なお、この場合であっても1日のばく露時間を4時間以下とすることが望ましいとされている。

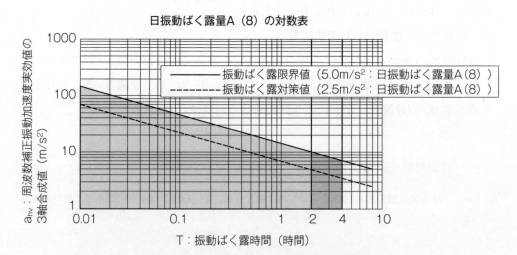

図1-5　日振動ばく露限界値（5.0m/s^2）および日振動ばく露対策値（2.5m/s^2）に対応した1日の振動ばく露時間と周波数補正振動加速度実効値の3軸合成値の関係

(5) 工具の重さ、形状

　工具が重いと筋肉はこれを支えるために緊張し、その結果、手から腕に伝わる振動の強さが強くなり、振動ばく露量が多くなる。また、工具の形状によっては作業姿勢に影響を与え、作業姿勢は筋肉の緊張、関節の状態を変えていく。したがって、工具の重さ、形状は、振動の伝達状態に影響を及ぼす。

(6) その他の誘因

　その他振動の影響を増幅する因子として、次のようなものがある。

ア　寒冷

　寒いところにいると寒冷の刺激によって皮膚表面の血管が収縮し、そこを流れる血液の量が減少する。その結果、症状がさらに悪化することがある。手が冷えることばかりではなく、全身が冷えることも影響が大きいので注意しなければならない。

イ　騒音

　人間の機能は神経によって調節されているが、心臓や血液循環、消化器、発汗等自分の意思とは無関係に働いている機能は自律神経系によって調節されている。自律神経系には、交感神経と副交感神経の2種類の神経があり、交感神経は人間が緊張する状態のとき強く働き、副交感神経は逆にくつろいだときに強く働く。騒音や振動などが人体にばく露したときは交感神経が強く働くような影響を与える。したがって、振動ばかりではなく、騒音に対しても十分気をつけて防音対策を行うことが必要である。

ウ　その他

　心臓の病気、血管の病気、神経の病気、筋肉の病気、骨・関節の病気等をもっている者を、振動作業に就けることは好ましくない。病気そのものが悪くなるとか、振動障害を起こしやすいといわれている。また、こういう病気をもった作業者が薬を服用している場合は、種類によっては血管を収縮したり、筋肉の緊張状態を変化させる作用を持った薬もあるので、注意する必要がある。

　また、手に外傷歴をもつ者は、すでに基盤にある程度の血液循環障害があると考えられ、外傷歴のある指から障害が早く出てくる事例もある。タバコは、手指の血管を収縮させる働きがあり、振動障害を起こしやすくなるといわれているので、少なくとも振動業務の作業前、作業中などには禁煙することが必要である。

1-4 振動障害の発生状況

　平成26年の業務上疾病発生状況（休業4日以上）の「作業態様に起因する疾病」で振動障害の合計件数は3件になっている。この数字からみるとわが国の振動障害はほとんどなくなったかのように思われる。

　しかし、第10次労働災害防止計画（平成15年度～平成19年度（「第10次計画」という。））における労働者の健康確保をめぐる課題として、振動障害については、建設業を中心として労災認定者数がそれぞれ年間700人を上回っていた。また、振動障害に関連する特殊健康診断項目については、その有所見率も高い。振動障害の減少を図るため、振動障害防止対策の実効性が確保されるよう見直しを検討し、必要な措置を講じるとされていた。

　前述の振動障害の合計件数は、振動障害によって4日以上の休業をとった件数である。第10次計画で問題になっていた人数は、手腕振動障害として労働災害認定を受けた新規労災認定者の数である。この数値の変遷を示したのが**図1-6**である。

　図1-6の合計人数には、林業、建設業、製造業の新規認定者にその他の業種の新規認定者が含まれている。このグラフから、わが国の手腕振動障害の労災補償のピークは昭和53年（1978年）で、2,500人強あった新規認定者数が近年には約300人まで減少してきていることが見て取れる。それは、昭和47年（1972年）に労働安全衛生法が施行された後の第4次（昭和48年度～昭和52年度）から第9次（平成10年度～平成14年度）の労働災害防止計画においてより高い安全衛生水準の確保が課題として取り上げられ、特に、労働災害の防止を図るため、職場内のリスクを体系的に低減させる取組みについても重要な課題として取り上げられてきたことが背景にあったと考えられる。

　また、当初、林業での新規認定者数が多かったが、平成2年以降逆転し、建設業での新規認定者数が平成12年にかけて増加傾向にあることがわかる。

　一方、平成7年から統計のスタートした製造業における新規認定患者数は、林業や建設業より少なく、平成26年の新規認定患者数は38人であるが、振動障害予防対策の推進にさらに一層の努力が求められている。

1-4 振動障害の発生状況　21

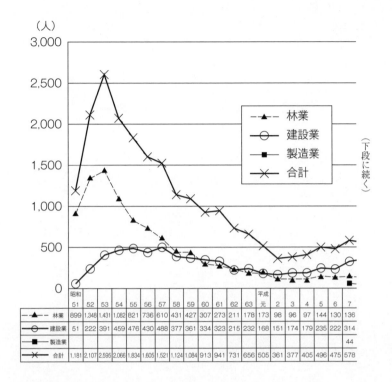

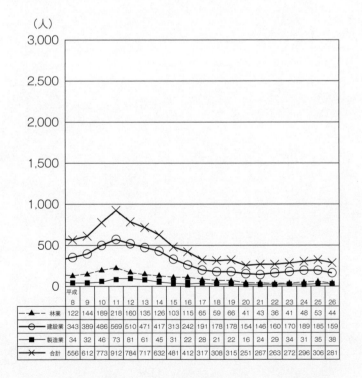

図1-6　手腕振動障害の新規認定患者数の推移（厚生労働省調べ）

2 振動の測定と評価と影響評価

振動障害を予防するためには、取り扱う振動工具の振動の大きさおよび周波数、作業時における日々の振動ばく露時間、全ばく露量について、どの程度であるかを知る必要がある。そのためには、工具の振動の大きさを測定し、評価しなければならない。この振動測定は、手腕振動障害予防のための作業管理の基準となる日振動ばく露量A(8)を算定する際に必要な「周波数補正振動加速度実効値の3軸合成値」を求めるために行われるものである(「周波数補正振動加速度実効値の3軸合成値」の詳細な導出方法は【参考資料2】を参照されたい)。

(1) 振動工具の振動測定

振動の強さは「周波数補正振動加速度実効値」(a_{hv})で表され、その3軸合成値の求め方は式(1-1)(17頁)で紹介した。

3方向(3軸)の振動は、工具を持つ手を基準に**図1-4**(16頁)のようにx、y、z軸の「周波数補正振動加速度実効値」として、式(2-1)で表される。そして、x、y、z軸の「周波数補正振動加速度実効値」をそれぞれa_{hwx}、a_{hwy}、a_{hwz}と表す。

$$a_{hw} = \sqrt{\frac{1}{T} \int_0^T a_w^2(t)\,dt} \quad \cdots\cdots(2\text{--}1)$$

(Tは振動ばく露時間)

(2) 振動工具の振動評価

この直交3軸の振動は、人体に対し同じように影響を与えるものであることから、工具の振動値はこの3軸の「周波数補正振動加速度実効値」を式(2-2)により合成したもの(a_{hv})で工具振動の強さを評価する。

$$a_{hv} = \sqrt{a_{hwx}^2 + a_{hwy}^2 + a_{hwz}^2} \quad \cdots\cdots(2\text{--}2)\quad(1\text{--}1と同式)$$

(a_{hwx}、a_{hwy}、a_{hwz}は、x、y、z各軸の振動の強さ(周波数補正振動加速度実効値)を表す)

これが手腕振動の強さを表す「周波数補正振動加速度実効値の3軸合成値」(**図1-4**参照)であり、工具振動値としてメーカーまたは販売業者が表示するものである。

この単位も m/s² (メートル毎秒毎秒) である。

厚生労働省では、国際標準化機構（ISO）等において、振動レベルと振動ばく露時間を考慮した基準が公表されていること、また、EU（ヨーロッパ連合）において2002年（平成14年）に振動に係る許容基準が盛り込まれた EU 指令が制定されていることなどを踏まえて、「振動障害等の防止に係る作業管理のあり方検討会」を設け、専門的知識を有する者等を参集し、振動レベル・振動ばく露時間の基準等について検討した。同検討会報告書を受け、平成21年3月27日から同年4月27日まで新たな振動障害予防対策について意見公募し、平成21年7月10日、国際標準化機構（ISO）等が取り入れている「周波数補正振動加速度実効値の3軸合成値」（振動の強さ）と「振動ばく露時間」で規定される1日8時間の等価振動加速度実効値（日振動ばく露量 A(8)）の考え方などを取り入れた振動障害予防対策指針を発出した（平成21年7月10日基発0710第2号）。

(3) 振動工具の振動影響評価

振動工具の振動の影響をどのように評価するかということについては、前述のとおり「周波数補正加速度実効値」と振動ばく露時間で規定される日振動ばく露量 A(8) で評価することになる。

日振動ばく露量 A(8) は、製造・輸入事業者が測定・算出した「周波数補正振動加速度実効値の3軸合成値」および振動ばく露時間から算定される。継続時間の異なる日振動ばく露の間の比較を容易にするために、8時間エネルギー等価周波数補正振動合成値 A(8) として、式 (2-3) および図1-5「日振動ばく露量 A(8) の対数表」(18頁) などにより日振動ばく露量 A(8) を求める。

$$日振動ばく露量\ A(8) = a_{hv} \times \sqrt{\frac{T}{8}}\ [m/s^2] \quad \cdots\cdots (2\text{-}3)\quad (1\text{-}2 と同式)$$

(a_{hv} [m/s²] は周波数補正振動加速度実効値の3軸合成値、T [時間] は1日の振動ばく露時間)

振動障害予防対策指針では、日振動ばく露対策値を日振動ばく露量 A(8) で 2.5m/s²、日振動ばく露限界値を日振動ばく露量 A(8) で 5.0m/s² と定めることが適当であるとされている。日々の作業管理に当たっては、作業管理計画を定め、振動ばく露限界値を超えないよう徹底する。さらに、日振動ばく露量 A(8) が振動ばく露対策値以上となるような場合は、振動ばく露対策値以下に近づけるよう作業時間の抑制および低振動工具の選定・使用に努めなければならないものとする。

このように、事業者は「周波数補正振動加速度実効値の3軸合成値」が振動工具の

振動が人体に影響を与える要素をすべて含んだ振動の強さであることを認識しておく必要がある。

各軸の「周波数補正振動加速度実効値」および「周波数補正振動加速度実効値の3軸合成値」は、手腕振動測定器を用いて測定を行うことで、面倒な計算を行うことなく得ることができる。市販されている人体振動計測器の例を**写真2-1**に示した。

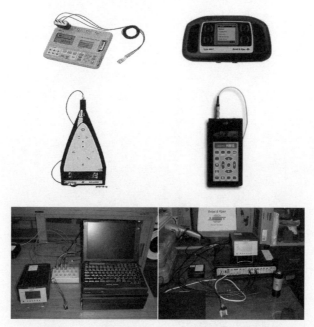

写真2-1　市販されている人体振動計測器の例

3 振動障害を予防するには（振動障害の予防対策）

厚生労働省では、振動障害予防対策について**表3-1**のとおり通達を発出している。

厚生労働省から示された振動障害の予防対策は、日振動ばく露量 A(8)に基づく作業時間管理に付加した次のような対策が必要であると示されている。

① 振動工具の選定の適正化および点検整備の励行
② 適切な作業管理の推進
③ 健康管理の充実
④ 安全衛生教育の徹底

以上の対策を事業者および関係者が積極的に推進することによって、はじめて振動障害を予防することができる。そのためには、事業場内の労働衛生管理体制を整え、これらの対策が円滑に、かつ、効果的に推進できるようにすることが必要である。

(1) 振動工具の選定の適正化および点検整備の励行

振動障害を予防するには、振動の発生しない工具の採用、または作業の自動化、遠隔操作化などを図ることが大切であるが、これらのことは、いろいろな理由から困難

表3-1 日振動ばく露量 A(8)に基づく作業時間管理の概要

対象	通達番号	概要
振動工具の製造・輸入事業者	平成21年7月10日基発0710第3号（振動工具の「周波数補正振動加速度実効値の3軸合成値」の測定、表示等について）	振動測定規格による振動工具の「周波数補正振動加速度実効値の3軸合成値」の測定および振動工具本体への表示など
事業者	1　平成21年7月10日基発0710第1号（チェーンソー取扱い作業指針について） 2　平成21年7月10日基発0710第2号（チェーンソー以外の振動工具の取扱い業務に係る振動障害予防対策指針について）	「周波数補正振動加速度実効値の3軸合成値」および振動ばく露時間から算定した日振動ばく露量 A(8)による作業時間の管理など

な場合がある。したがって、日頃から振動の発生が少ない工具（低振動工具）を選定し、使用するよう心がけることが必要になる。

また、振動工具は長く使用していると、刃先、可動部分などの摩耗や油切れなどにより工具振動レベルが大きくなってくるので、常に工具振動レベルが小さい状態で使用できるように、定期的な点検整備を行わなければならない。このためには、振動工具点検整備要領の作成や振動工具管理責任者を選任して点検整備体制を確立し、常に良好な状態で振動工具が使用できるようにしなければならない。

(2) 適切な作業管理の推進

作業時間の管理および作業方法の適正化を進めることは、低振動工具の使用などとともに、振動障害予防の重要な手段である。このためには、振動のばく露ができるだけ少なくなるように、作業者の多能工化を行い、他の業務との組合せにより振動業務の作業時間について日振動ばく露量 $A(8)$ に基づく作業時間管理を行うことが必要である。また、作業手順を作成し、作業の仕組みおよび方法の改善、保護具の使用、作業前後の体操の実施を徹底することが必要である。

(3) 健康管理の充実

振動障害の早期発見、早期治療を行うためには、雇入れ時や振動業務への配置替えの際および定期的に、医師による特殊健康診断を行う必要がある。作業者の健康管理は、特殊健康診断の実施と、健康診断結果に基づく事後措置を健康管理区分に応じて適切に行うことである。特殊健康診断の実施は、単に受診者の健康状態を知るということだけではなく、健康診断の結果を総合的に評価し、その結果、振動工具対策や作業管理対策の改善に資するものであることに留意する必要がある。また、作業者は、日常における防寒、睡眠、休養、栄養の補給や喫煙の制限等日常生活上の注意事項を守り、自己管理することが大切である。

(4) 安全衛生教育の徹底

振動障害予防対策の推進に当たっては、振動障害の予防に対する経営首脳者、各級管理責任者の認識と振動工具取扱作業者自身の知識と技能が必要である。

作業者に対しては、はじめて振動業務に就く際や取り扱う振動工具の種類が変わる際に振動が人体に与える影響、振動工具の適切な取扱いや管理方法など振動障害の予防に関する安全衛生教育を実施することが必要である。また、事業者は、関係職員を

労働災害防止団体などが行う安全衛生教育の場に参加させるとともに、振動業務を行う現場責任者がこの教育に積極的に参加するよう指導することが必要である。

　以上の対策を企業として、あるいは現場の中で効果的に推進するためには、組織的な取組みができるよう、労働衛生管理体制の整備の充実が重要である。

3-1　振動工具の選定と管理

　振動工具は、動力を利用するため、作業に伴って振動が発生したり、振動そのものを利用して作業したりするので、完全に無振動とすることは難しい。
　したがって、基本的な振動障害予防対策としては、
　① できるだけ振動工具を手に保持させずに操作する
　② 振動の小さい工具を使用する
　③ 振動工具を整備して使用する
　④ 振動工具の振動ばく露限界時間を把握して作業時間の管理を行う
ことが大切である。

(1) 工具の種類

　作業者が手で保持して行う作業に用いられ、振動障害を出現させるおそれのある機械、工具等を、通常、「振動工具(手持振動工具)」といっている。振動工具の種類はたくさんあるが、昭和55年に中央労働災害防止協会が行った「手持振動工具の使用実態調査」の結果によって、製造業において使用されている振動工具を機構別に分類してみると次のようになる。

ア　ピストン内蔵工具(打撃工具)

　内蔵するフリーピストンの往復運動でたがね等を打撃し、この衝撃で金属、岩石等のせん孔、切削、ハツリ等の加工またはつき固め等を行う工具である。
　① チッピングハンマー
　② コーキングハンマー
　③ リベッティングハンマー
　④ コールピックハンマー
　⑤ コンクリートブレーカー
　⑥ スケーリングハンマー
　⑦ スクレーパー

- ⑧ ニードルスケーラー
- ⑨ サンドランマー
- ⑩ オートケレン
- ⑪ フラックスチッパー
- ⑫ エアタンパー
- ⑬ ネールドライバー
- ⑭ コンクリートドリル
- ⑮ レッグドリル（レッグハンマー）
- ⑯ ストーパー
- ⑰ シンカー
- ⑱ 電気ハンマー
- ⑲ 電気ハンマードリル

イ　エンジン内蔵工具

　内燃機関（主として2サイクルガソリンエンジン）を動力源とし、回転するエンドレスチェーン、カッターにより加工物等を切断する工具である。この種の工具の振動は、主にエンジンの回転に伴い発生するが、切断の際にも発生する。

- ① チェーンソー
- ② ブッシュクリーナー
- ③ エンジンカッター

ウ　締付工具

　ナット、ビス等の締付けに用いる工具であり、締付機構のクラッチの作動に際し、振動が発生する。

- ① インパクトレンチ
- ② エアドライバー
- ③ スクリュードライバー

エ　振動体内蔵工具

　偏心モーター、振動子等を内蔵し、これによって発生した振動を利用して、つき固め、充填または打抜き、切断等の板金加工等を行う工具である。

- ① バイブレーター
- ② コンクリートバイブレーター
- ③ 振動ドリル
- ④ タイタンパー

オ　回転工具

電動モーター、エアモーター等により回転するカッター、と石等により研磨、研削、はつり、切断等の加工を行う工具をいい、工具それ自体は振動を発生しないが作業に伴い振動が発生する。

① ハンドグラインダー
② ストレートグラインダー
③ アングルグラインダー
④ バーチカルグラインダー
⑤ スイングラインダー
⑥ ディスクサンダー
⑦ ベルトサンダー
⑧ ジュアルアクションサンダー
⑨ オービタルサンダー
⑩ ニブラー
⑪ カッター
⑫ 皮はぎ機

振動工具にはこの他、ハンドハンマー、ベビーハンマー等があるが、エアドライバー等の小型のものや携帯用木工機械等は、一般には振動工具という概念では考えられていない。

(2) 工具の選定

振動工具は、このように数多くの種類があるが、いずれも動力を利用した工具である。これらの工具の振動は、工具自体の機械運動と被加工物の加工抵抗により発生するので、振動の低い、かつ、軽量な工具を選ぶことは、振動障害を予防するために非常に効果がある。

したがって、振動工具を使用する場合には、次の点に注意して工具を選ぶことが大切である。

ア　振動について

① 工具本体の振動および作業時の振動ができるだけ小さく、人体に振動が伝播しにくいものを選ぶこと
② ハンドルの形状、取付位置および構造が適正で、手や腕、身体に無理な力が

かからないもの、また、ハンドル、レバー等を保持して作業ができるものを選ぶこと

③ 工具のハンドルの握り部は自分の手の大きさに応じた大きさのもので、かつ、ゴム等の防振材料で被覆されているものを選ぶこと

ゴム被覆等で、ハンドルの握り部が太すぎると、手、指、腕等の筋肉を緊張させることになる。また、握り部から体熱が奪われないように、握り部のゴム質およびその厚さが適正であることが必要である。なお、手、指に伝わる振動の減衰と手の保温を行うために防振手袋を着用すること

④ ハンドルが、防振ゴム等による防振支持または防振機構を介して取り付けられている工具を選ぶこと

なお、**表3-2**に示す振動工具については、メーカー等のカタログ、ホームページ等で「周波数補正振動加速度実効値の3軸合成値」を参照して、選定の参考にするとよい（平成21年7月10日基発0710第1～3号）。

表3-2　振動工具一覧表

	工具の種類	工具の名称
1	チェーンソー	
2	ピストンによる打撃機構を有する工具	①さく岩機　②チッピングハンマー　③リベッティングハンマー　④コーキングハンマー　⑤ハンドハンマー　⑥ベビーハンマー　⑦コンクリートブレーカー　⑧スケーリングハンマー　⑨サンドランマー　⑩ピックハンマー　⑪多針タガネ　⑫オートケレン　⑬電動ハンマー
3	内燃機関を内蔵する工具（可搬式のもの）	①エンジンカッター　②ブッシュクリーナー（刈払機）
4	携帯用皮はぎ機等の回転工具（6を除く）	①携帯用皮はぎ機　②サンダー　③バイブレーションドリル
5	携帯用タイタンパー等の振動体内蔵工具	①携帯用タイタンパー　②コンクリートバイブレーター
6	携帯用研削盤、スイング研削盤その他手で保持し、または支えて操作する型式の研削盤（使用する研削と石の直径が150mmを超えるものに限る。）	
7	卓上用研削盤または床上用研削盤（使用する研削と石の直径が150mmを超えるものに限る。）	
8	締付工具	①インパクトレンチ
9	往復動工具	①バイブレーションシャー　②ジグソー

ただし、同表に示す振動工具の名称は、比較的よく使用されている名称であるが、別名、商品名などを使用している場合があることに留意が必要である。

イ　重量について

① 工具の重量が大きければ、それを支える手、肩、首、足、腰等の筋肉の緊張が大きくなるので、できるだけ軽量なものを選ぶこと

② 作業に必要な推力の大部分が、工具の自重または機械力で得られるものを選ぶこと

③ 工具の動力源用のエアホースまたはコードは適正な位置および角度に取り付けられ、その取付部が自在型であるものを選ぶこと

ウ　騒音について

　圧縮空気またはエンジンを動力源とする工具は、騒音を軽減するための消音器（マフラー）を備えた工具を選ぶこと。吸排気に伴って発生する騒音も振動障害を起こす因子といわれており、難聴予防とあわせて耳せん等を使用する必要がある。

エ　排気の方向について

　圧縮空気またはエンジンを動力源とする工具のマフラーからの排気に、直接身体がさらされることのない構造の工具を使用すること。圧縮空気を使用する工具では、排気の断熱膨張により、排気口の周辺の気温が著しく低下するので、ハンドル部の周辺が冷気にさらされないような構造のもの、また、エンジン内蔵工具の場合には、排気中の一酸化炭素や他の排気ガスにさらされない構造の工具を選ぶ必要がある。

オ　工具の整備について

　振動工具は、一般の機械と同様に、工具の性能を維持するためにも、また、人体への振動量の伝播（ば）を大きくさせないためにも、日常の点検・整備を励行することが重要である。もし、摩耗等により工具に異常が現れた場合には、加工のためのエネルギーが被加工物へ十分に伝達されないだけでなく、工具の異常な振動が手や腕に伝達されるので、常に完全に整備をしておくようにすること。

　特に、刃物の切れ味が悪くなったり、防振機構の防振ゴム等の損傷または経年硬化等により振動量が大きくなった場合には、直ちに、補修して使用することが必要である。

カ　加工作業について

　振動工具を使用して加工作業をする場合には、被加工物の材質やその加工方法等に適した工具および支持台を選び、できるだけ工具の振動にばく露されることの少ない作業方法となるように工夫する。

次にそれぞれの振動工具の選定について説明する。
1) ピストン内蔵工具（打撃工具）

　ピストン内蔵工具（**図3-1**）の振動は、主にフリーピストンによる打撃振動によるもので、他の振動工具に比べて振動の大きいものがある。

　工具の振動を低減することは、工具の性能、作業性、操作性等と相反する関係があり、なかなか難しい。今日では、振動障害の防止のために低振動化や軽量化を行った工具が開発されているので、これらの工具を選定し、使用することが必要である。

　ピストン内蔵工具の作業性能はおおよそ打撃エネルギーと打撃数によって定まるので、被加工物に対し適正な打撃エネルギーと打撃数になるような圧力および流量を選定して、作業性能の確保と過度の振動の防止を図ることが必要である。また、むやみに大型の工具を使用して作業能率を上げることは避けなければならない。

　ピストン内蔵工具の振動は、基本的に次の2つに分けられる。

　1つはピストンの往復運動の反作用によって起こる工具自体の振動であり、もう1つはたがね等が被加工物からはね返されて再び工具に衝突して起こる振動である。

　前者はピストン重量と工具重量との比、ピストンの外径と行程および作動圧力等によって変化する。後者は工具の打撃エネルギーや被加工物、たがねの重量、長さ、摩耗度合い、ピストン前室のクッション効果等で振動が大きく変化する。

　工具の振動を少なくするためには、
① ピストンの重量を軽くすること
② ピストンの行程を短くすること
③ シリンダー径を小さくすること
④ 作動の圧力を低くすること
⑤ たがねは短く、かつ、軽くすること

等が考えられるが、いずれも作業性能と相反する点が多くある。しかし、人体に対する振動量をできるだけ小さくするために、作業条件に応じた低打撃エネルギー、低打撃数の工具を選ぶようにすることが大切である。

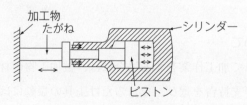

図3-1　ピストン内蔵工具

フリーピストンの起振機構を有する工具は、できるだけ空打ち操作を少なくするとともに、空打ち時には人体への振動負荷の少ない工具を選ぶようにしなければならない。これは図3-1でわかるように、工具使用時にはシリンダーの前室または後室のクッション効果があり、これは工具の種類および日常の整備により異なるが、特に空打ち時にはクッション効果が低下して人体に対する振動量が大きくなるので、工具の操作には十分注意が必要である。

多くの工具の握り部は耐油性の軟質ゴムで被覆されているが、それだけでは防振対策として有効であるとはいえない。できるだけ防振型ハンドルを装備した工具を使用して振動量を低減すべきである。防振型ハンドルは、工具によりいろいろな構造のものがあるので（**図3-2**、**図3-3**）、よく検討して使用し、かつ、整備をしておくようにする。

工具から発する騒音も振動障害に関与する因子の1つであるといわれているので、圧縮空気またはエンジンの排気音を抑えるための消音器（マフラー）が取り付けられた工具を選定すべきである。**図3-4**はマフラー付きコンクリートブレーカーの例である。

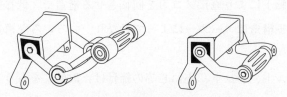

図3-2　さく岩機の防振型ハンドル

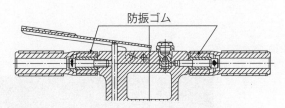

図3-3　コンクリートブレーカーの防振型ハンドル

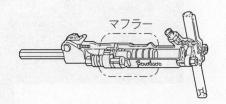

図3-4　マフラー付きコンクリートブレーカー

工具には防振型ハンドルのほかに、工具本体の内部に低振動化機構を設けることが理想的である。しかし、現実には、技術的に難しい問題が多く、工具本体を防振ゴムの中に浮動的に支持した例（**図3-5**）等の研究・開発が進められている。

これらの工具を使用する場合には、作業の準備として所定の点検・整備を励行するとともに、合理的な作業条件、作業姿勢、作業順序等を工夫して、最適な使用条件を選択して作業をするようにしなければならない（**図3-6**）。

2）エンジン内蔵工具

エンジンカッター等エンジンを内蔵する工具では、一般にエンジンの振動による影響および使用に伴って作用点から発生する振動の影響がある。

したがって、工具は次の事項に留意して選ぶべきである。

① 内蔵しているエンジンの振動ができるだけ小さい工具を選ぶこと

なお、使用の際にはできるだけ振動の小さい運転条件で使用すること。

② エンジンの振動や作用点から発生する振動が、直接人体に伝播しないような防振構造を採用した工具を選ぶこと

写真3-1は、防振構造を採用した刈払機の一例である。この刈払機は、薄型軽量化したコアレス回転子により直接ノコ刃を回転させる構造で、低振動・低騒音となっている。なお、防振構造はメーカーによって異なり、いろいろな構造のものがある。

3）締付工具

締付工具は、ボルト、ナット、小ねじ等の締付け、取外しを行う工具で、電気式と空気式があり、その主な種類としては、インパクトレンチ、インパクト式ドライバー、スクリュードライバー等がある。

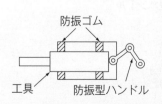

図3-5 工具内部に低振動化機構を設けた例

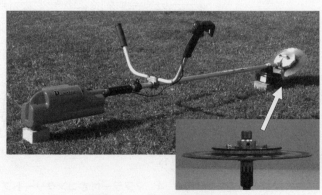

写真3-1 防振型刈払機（例）

3-1 振動工具の選定と管理　37

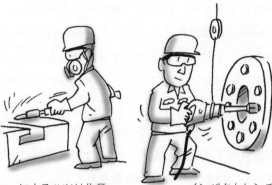

長尺ケレンハンマーによるハツリ作業　　インパクトレンチによる大物部品締付
　　　　　　　　　　　　　　　　　　作業（バランサーで吊っている）

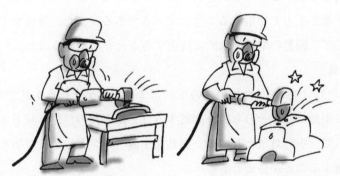

電気式グラインダーによる板金製品の　　エアグラインダーによる鋳物仕上げ
バリ取り

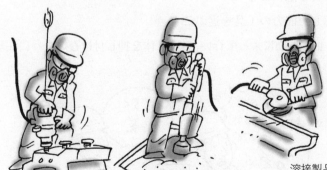

インパクトレンチによるシリ　サンドランマーによる鋳　溶接製品の仕上げ作業
ンダーヘッドの締付作業（バ　砂固め作業　　　　　　　（アングルグラインダー使用）
ランサーを利用している）

図3-6　適切な振動作業（例）

締付工具による振動は、締付時にはボルト、ナット等が座面に接した時点から、また、取外時は座面から離れるまでの間、内部打撃機構により発生し、一打撃ごとに反動とシャンク部の振動が同時に合成されて、上下、左右の振動となって工具の本体に現れる。その振動の大きさは、工具の能力と比例する関係にあるが、さらに、使用条件、たとえば、空気圧力が高いほど、また、アタッチメントのガタが多く長いほど必然的に増加する。

締付工具から手に伝わる振動を柔らげるために、振動発生部とハンドルの部分とを分離して、その接続に防振ゴム等を使用したものや、打撃機構部に油圧を利用して本体の発生する振動を小さくした防振型の工具が市販されている。

締付工具を使用する場合には、このような、手に伝わる振動をできるだけ小さくした低振動型の工具を選定するとともに、アタッチメントはできるだけ短く、ガタの少ないものを用い、適正圧力で使用するようにすべきである。また、適切な工具管理と保守点検を励行して、振動の増大を未然に防止することを心がけること。

4) 振動体内蔵工具

振動体内蔵工具は、内蔵された振動体の振動によって作業を行う工具であるので、低振動化のために振動の発生そのものを抑制することは工具の性能を低下させることになる。したがって、振動対策としては、振動発生源とハンドルを持つ手との間で振動の伝達をしゃ断することが必要である。

この種の工具の選定に当たっては、次の事項に留意すべきである。

① 防振型の工具を選ぶこと

② 作業に適応した能力の工具を選ぶこと

作業は工具の自重と振動によって行い、無理に体を押し付けないように注意すること。

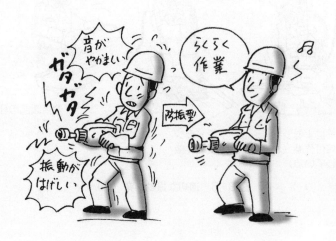

振動体内蔵工具の代表的な工具ともいえるタイタンパーは、鉄道の線路を支える枕木の下の砂利をつき固める機械であり、**図3-7**に示すように、電動機に取り付けた不平衡錐（すい）の回転で発生する振動を電動機のきょう体に取り付けたダンピングツール（ビータ）に伝えて道床をつき固めるものである。電動機とハンドルとの間にある板ばねと支持ばねで防振と支持をしているが、ハンドル部分の振動が大きく、身体への影響を無視できない。

図3-8は防振構造のタイタンパーであるが、ハンドル部に2組の特殊防振ゴムを用いたダンパーを組み込み、右側のダンパーは吊りばねを介して電動機部と連結し、左側のダンパーは下側の同様のダンパーとリンク機構で連結され、左右のばね定数を最適な条件に設定してある。このような防振構造のタイタンパーでは振動量が著しく低減された。なお、防振対策を実施する場合、往々にしてばねが柔らかくなって操作性が低下することがあるので注意が必要である。

5) 回転工具

回転工具には電気式と空気式があり、一般に多く使用されているのは携帯用グラインダーである。携帯用グラインダーは、何も取り付けずに回転させれば振動はほとんどないが、研削と石を取り付けて回転させれば振動が現れる。さらに研削作業を行えば振動が増大することがある。

これらの振動発生源について分析すれば、何も取り付けない場合は一般に研削と石のアンバランス、取付けフランジの不良、研削と石の穴径と取付け軸径の不一致等があげられる。また、研削と石を取り付けて回転させた場合は、研削中に研削と石の面振れにより被研削材との間で振動を起こし、その振動と被研削材の振動がグラインダーに伝わり、これらが総合されて本体に現れる。

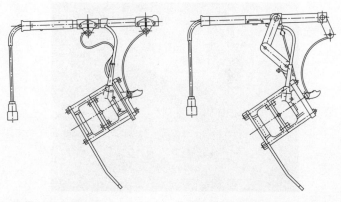

図3-7　在来型タイタンパー　　図3-8　防振型タイタンパー

回転工具の低振動化対策として、手で握る部分を軟質のゴムで被覆して振動を柔らげたものとハンドル部と本体を防振ゴム等で接続し本体の振動が手に伝わりにくいようにしたものがある。

　回転工具を使用する場合は、振動ができるだけ小さい低振動型のものを選び、次の事柄に留意すること。

① 使用する研削と石の径がなるべく小さい工具を使用すること
② 研削と石は、指定された規格のものを使用すること
③ 研削と石は、面振れおよびアンバランスの小さいものを使用すること
④ 研削と石は、面振れがないように注意して取り付けること
⑤ 研削と石は、と石軸へ確実に取り付けること
⑥ エアグラインダーは、適正な空気圧力で使用すること
⑦ 定期的な点検・整備を励行し、振動の増大を未然に防止すること

(3) 工具の管理
ア　工具の性能低下の原因とその防止対策

　振動工具の性能を低下させる原因は種々あるが、主なものは油切れによる駆動部のガタと水の浸入によるさびの発生である。

　振動工具の主要部分は金属でできており、駆動部は常に摺動しているので、摩擦、摩耗およびさびを防ぐため、要所に十分注油しておく必要がある。工具の取扱説明書をよく読み、定められた方法で注油することが大切である。

　空気工具の場合は、配管の途中にフィルターエレメント（**写真3-2**）を取り付け、作動空気を清浄な状態に保つ。

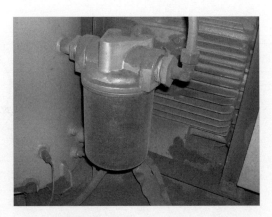

写真3-2　フィルターエレメント

空気工具の動力源として使用される空気は、コンプレッサーで0.49～0.69MPaに圧縮されたものが配管を通して供給される。そして、工具を動かした後、圧力が下がり、空気中に放出される。ところが、このとき同時に空気の温度が下がるため、圧縮空気に含まれていた水分が放出され、これが工具の中に浸入し、さびの原因になる。特に夏季にはこの傾向が強く現れる。

　こうした水分の浸入は、次のような注意をすれば防止することができる。

① ドレンを定期的に抜き取る

　　配管の途中には普通、ドレンの溜まる所が設けてあるが、ドレンの抜取りを忘れると、ドレンが工具の中に入る。したがって、定期的にドレンコックを開放し、中に溜まっているドレンを取り除くこと（**写真3-3**）。

② 不使用時は工具とエアホースを切り離しておく

　　工具とエアホースをつないだままにしておくと、配管中の水分が少しずつ工具の中に流れ込んできて工具の中を水浸しにしてしまうことがあるので、長期の連休のとき等は工具からホースを取り外しておくこと。

③ 水分除去装置を取り付ける

　　市販の水分除去装置を配管の途中に設置すれば、水分の問題はほとんど解決することができる。

イ　工具の日常点検

　振動工具に限らず機械類はいつかは壊れるものである。しかし、突然使用不能になることはまずなく、必ず何らかの事前の徴候が現れる。これを最初に発見できるのは工具を使用して作業をしている作業者である。不調を発見したその時点ですぐ適切な手を打てば、工具は長く調子よく働いてくれるものである。つまり、工具管理の第一歩は、異常の早期発見、早期対策であるといえるであろう。

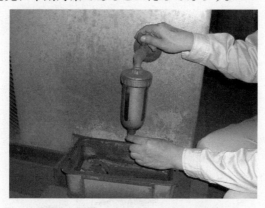

写真3-3　エア配管中のドレンの抜取り

点検は、日常の作業の中でできるが、特に毎朝作業を始める前には注油して、1分程度の空運転を行い、その間に主要部分の点検を行うようにすること。日常点検では、下記の点に注意すること。

① 新しい打痕や部品のゆるみ、脱落はないか

　小さなビス1本でも意外に重要な役目を果していることがあるので、決して無視しないこと。また、表面に打痕があるのは何らかの異常な外力が加わったことを意味し、この結果、内部が変形している可能性がある。

　これをそのまま放置しておくと、「始めからこうだった」と考えるようになり、誰も異常とは思わなくなり、将来重大な事故を招く原因となることがある。何らかの変化に気づいたら、性能に変化がなくても、すぐその場で調べておくことが非常に重要である。

② 作動中の音がどこか違っていないか

　調子のよい工具は、比較的小さい軽やかな音をリズミカルに出す。音がうなる、重い感じがする等の異常音はいずれも注意信号である。これも、しばらくして慣れてしまうと聞き分けられなくなるので、正常な音を記憶しているうちに修理しておかなければならない。特に、長期間使用していなかった工具を使用するときは、入念に音を聞くこと。

　ガバナーを取り付けた工具（例えばエアグラインダー）では、ガバナーが故障して回転数が上がりすぎると危険な状態になる。回転数は、簡単な計器で測定できるが、計器がなくてもいつもより高い音が出るので、比較的容易に聞き分けることができる。

③ 駆動部分が熱くなっていないか

　手で触れて熱いと感じたときは、直ちに作業を中止し、原因を調査しなければならない。振動工具の発熱はほとんどが摩擦熱によるものである。すなわち、動

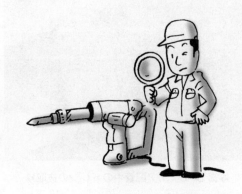

力の一部が熱の形で逃げているわけであるから、同時に作業中の力不足が感じられるはずである。直射日光の下で長時間作業を行う場合等を除けば、異常発熱は必ずどこかに欠陥があると考えてよいであろう。

④ 点検しておかしいと思ったら、どうすればよいか

点検して異常があったときは、監督者にその内容を報告して、指示を受けること。決して自分だけの判断で修理をしてはならない。重要な点は、異常をそのまま放置しておかないということである。

以上のような日常点検は、**表3-3**の振動工具日常点検カード（例）を参照するとよい。

ウ　工具の定期点検

工具は、日常点検のほか、時期を決めて定期的に点検しなければならない（**表3-4**参照）。点検の時期がきたら、使用、不使用にかかわらず、手持の工具はすべて点検を行い、整備しておかなければならない。特に、長期間使用していない工具ほど要注意である。工具箱の中や作業台の下に置き忘れた工具が転がっていることがよくあるが、これらも探し出して点検を行いきちんと整理しておけば、作業もぐんとしやすくなる。

エ　たがね、カッター等の整備

切れない刃物で大きな力を加えても疲れるだけで仕事の能率は上がらない。振動工具を取り扱う作業でもまったく同様で、むやみに工具を強く押し付けたり、大型の工具を使用したりしても、大きい振動を受けたり、振動を受ける時間が長くなったりして、振動障害防止の面からも好ましくない。作業にはよく切れるたがねとよく整備された軽量の工具を使用することが大切である。

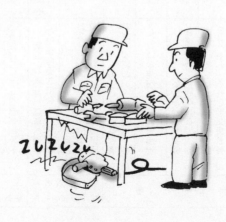

表3-3 振動工具日常点検カード(例)

振 動 工 具 日 常 点 検 カ ー ド

		所　属		
		作業場所		
		工具番号		

工具	点　検　項　目	1	2	3	4	5	6	7	8	9	10	11	12	13	14	15	16	17	18	19	20	21	22	23	24	25	26	27	28	29	30	31 (年 月)
共通	1. 本体ケースに変形、亀裂、破損はないか																																
	2. 本体締付部のネジ・ナット類のゆるみ、脱落はないか																																
	3. 空回転時に異常音、異常振動、異常発熱はないか																																
	4. 注油指定箇所に注油をしたか																																
	5. ホースの摩耗、ヒビ割れ、取付部のゆるみはないか																																
可搬式エアグラインダー	1. 回転数に異常はないか(いつもより周波数の高い音がでていないか)																																
	2. 安全カバーの締付部のゆるみ、変形、亀裂、破損はないか																																
チェンバーレンチ	1. 力不足気味になっていないか																																
	2. 回転数はいつもと変わりないか																																

点検記号
○　良好
△　不良(補修済)
×　不良(修理依頼)

点検担当者名

監督者名

表3-4 振動工具定期点検リスト（例）

点検場所（ライン No.）　　　　　　　　　　　　　　　　　　　　　　　　　　年度

工具管理No. ＼ 点検項目 ＼ 月	A 共通　1. 本体ケースの損傷　2. 締付部のゆるみ、部品の脱落　3. 異常音、異常振動、異常発熱　4. ホース、接続器具の損傷												備　考
	B エアグラインダー　1. 回転数　2. 安全カバー					C インパクトレンチ　1. トルク　2. 回転数								
	1	2	3	4	5	6	7	8	9	10	11	12	備　考
（記入例）1362-2051	○	○	△ A-2	○	× C-1	－							廃却 '10-6-10
点検担当者印													保存期限　年　月まで
監督者印													

記入方法　1. 記号：良…○、不良（補修済）…△、不良（修理依頼）…×
　　　　　2. 不良の場合は、その該当点検項目を符号で記入する（記入例参照）。

そのためには、スペアのたがねを手元におき、いつでも交換できるようにしておくとか作業班や職場ごとにたがねの集中管理を行い、いつも切れ味のよいたがねを使用できるようにしておくとよい。摩耗したカッター類を長時間使用することは、「百害あって一利なし」と言わざるをえない。

オ　振動工具の振動値調査結果事例

平成 21 年度に独立行政法人労働安全衛生総合研究所*は、「手持ち動力工具の振動レベル状況調査等事業」を行い、国内の振動工具の製造事業者などを対象に「周波数補正振動加速度実効値の 3 軸合成値」などを調査した。その結果の概要は以下のとおりである。

① 　エンジン工具の振動値の分布〔図 3-9〕
② 　空気圧工具の振動値の分布〔図 3-10〕
③ 　電動工具の振動値の分布〔図 3-11〕

例えば、図 3-11 の電動工具の中の「インパクトレンチ」の場合、今回調査したインパクトレンチの「周波数補正振動加速度実効値の 3 軸合成値」の平均値は■で示される 12m/s^2 になることがわかる。▨ は、平均値からのばらつき（標準偏差）を表している。▦ は、調査したインパクトレンチの振動値の最小値と最大値の範

*現・(独) 労働者健康安全機構労働安全衛生総合研究所

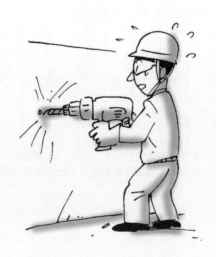

3-1 振動工具の選定と管理　　47

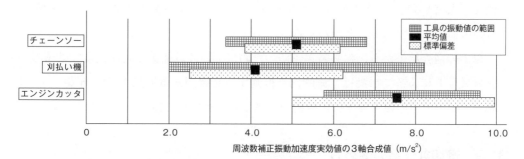

図3-9　エンジン工具の振動値の分布

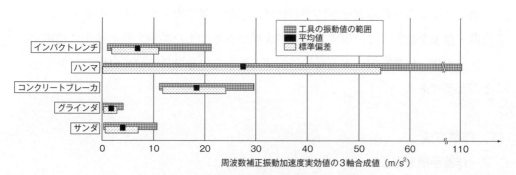

図3-10　空気圧工具の振動値の分布

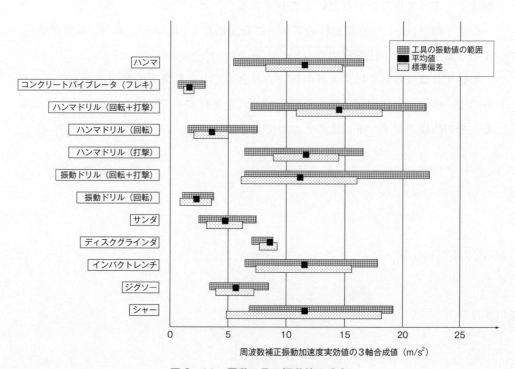

図3-11　電動工具の振動値の分布

囲を示している。この図から、インパクトレンチの最小値は6.5m/s^2、最大値は17.5m/s^{2}ぐらいであることがわかる。

　以上の調査結果から、振動障害予防のために「周波数補正振動加速度実効値の3軸合成値」によって振動ばく露時間を抑制する必要がある振動工具がある一方、3軸合成値の分布の幅を参考に低振動の振動工具の選択が可能であると考えられる。

3-2　適切な作業の進め方

　振動工具による振動障害を予防するには、振動や騒音の少ない工具を選定し、日常の点検・整備を励行して使用することが大切である。また振動工具を適正に使用する等、作業方法、作業時間、保護具等に関する知識を十分身につけて日常の作業を行うことが必要である。

（1）作業方法
ア　作業手順を守る
　振動工具を使用して作業をする場合に、まず心がけることは、決められた作業手順をよく守って作業をするということである。

　作業手順は、正しい作業動作のステップを決めたものでムリ、ムラ、ムダがなく、正しく安全な作業方法を定めたものである。

　振動工具取扱作業では、工具の握り方ひとつでも振動障害の要因となることがあるので、作業ごとに作業手順を整備してこれを実行することが特に重要なこととなる。その作成のポイントは次のとおりである。

作業手順作成のポイント

① 1つの作業を取り出す（例：エアグラインダー研削作業）

② 作業を分解し、作業手順を順序よく並べる

現在の作業の進め方を分解してムリ、ムラ、ムダのない、正しく安全な作業手順を検討し、これを「準備作業」「本作業」「後始末作業」に分け、それぞれのステップを順序よく並べて箇条書きにする。

③ 急所を記入する

各ステップごとに、そのステップを正しく行うための技術上のポイントおよび災害防止上、健康障害防止上のポイントを記入する。

④ 留意事項を記入する

各ステップに関して必要な事項を補足する。なお、図解等を加えるとわかりやすい。

作業手順は、以上の要領で作成するが、できるだけ職場で、みんなで話し合って決めるようにし、また、決められた作業手順は職場に表示する等して、みんなで守ることが大切である。

次に、研削作業（アングルグラインダー、**表3-5**）、はつり作業（チッピングハンマー、**表3-6**）、ボルト締作業（インパクトレンチ、**表3-7**）について、作業手順の例を示す。

表3-5 研削作業手順（エア式アングルグラインダーの例）

	主なステップ	急　　　所	留意事項
準備作業	グラインダーを用意する	① 作業にあったグラインダーととと石を選定する。 ② と石交換は指名された者が行う。	
	グラインダーとホースを点検する	① と石軸部にガタはないか。 ② 各締付部にゆるみはないか。 ③ カバーはしっかり取り付けてあるか。 ④ ホースに割れやキズはないか。	と石軸部のガタは振動増大の要因となる。
	グラインダーにホースを装着する	① 注油をする。 ② 装着時にはエアを止める。	注油を怠ると摩耗、焼付き等を起こし振動が増大する。
	エアを送る	① エアのドレンを抜く。 ② 規定圧力をチェックする。	
	グラインダーを空転する	定められた空転箱の中で行う。	
研削作業	保護具を着用する	保護めがね、防じんマスク、防振手袋、耳せん等必要な保護具を着用する。	防振手袋は振動伝達防止のため必ず使用する。
	ハンドルを開き、回転させる	① ハンドルは徐々に開く。 ② と石の回転方向を他の作業者に向けない。 ③ ホースの通路横断にはピットまたはカバー対策を施す。 ④ 高所での使用は落下防止処置をとる。	
	姿勢を決める	① 中腰、上向きの姿勢は避ける。 ② 工具は腕だけで支持せずに、身体で腕を支える。 ③ バランサー等を利用する。	無理な姿勢では工具の保持による負担が増大する。できるだけ自然な姿での作業となるよう工夫する。 と石を強く押しつけると振動の伝達が増大する。
	グラインダーを製品にあて、研削する	① と石を強く製品に押しつけない。 ② 製品上ではずませる等、と石に衝撃を与えない。 ③ と石に割れ、キズが生じたもの、また、小さくなったものはすぐ交換する。 ④ 使用角度は30°程度とする。 ⑤ 火花受けは必ず使用する。	
	作業場所を移動し、または中断する	① 移動時は回転を止める。 ② 作業中断時は、ハンドルを閉め、カバーを下にして台上に置く。	
作業終了	ホースを取り外す	① 元せんを確実にしめる。 ② ホースはドラムに巻きとる。	
	工具を点検する	① 各部にガタ、ゆるみがないか。 ② 修理の必要なものはすぐ修理する。	
	工具の手入れをする	注油する。	
	格納する	所定の場所へ整とん、格納する。	

※（注）表3-5～表3-7中のアンダーラインは、防振に関するポイントであることを示す。

表3-6 はつり作業手順（チッピングハンマーの例）

	主なステップ	急所	留意事項
準備作業	製品を準備する	① 加工物を平坦な床面等に安定させる。 ② 周囲を整理し、足場を広く確保する。 ③ 地盤の悪いときは枕木を敷く。	
	チッピングハンマーを用意する	作業にあったチッパー、たがねを選定する。	数本のたがねを用意する。 防振装置の異常は振動増大の要因となる。
	チッピングハンマー、ホースを点検する	① <u>工具内部の防振装置は完全か</u>。 ② 起動ハンドルのスプリングは正常か。	
	エアを送る	① エアのドレンを抜く。 ② 規定圧力をチェックする。 ③ ホースの接手は確実にしめる。	
はつり作業	保護具を着用する	保護めがね、防じんマスク、<u>防振手袋</u>、<u>耳せん</u>等必要な保護具を着用する。	
	たがねを装着する	作業に必要な本数を準備する。	無理な姿勢では、工具の重量による負担が大きいので踏台等を使用する。たがねの切れ味低下は振動増大につながり、また、大きな力が必要となる。 排気がかかると手先が冷える。
	姿勢を決める	① 向かいあった位置で作業しない。 ② 足をしっかり踏みしめ、ひじを脇につける。 ③ <u>高い位置では踏台を使用する</u>。	
	チッピングハンマーを加工物にあて、はつり作業をする	① <u>たがねの先が割れたり、まくれたりしたものはすぐ交換する</u>。 ② たがねが飛ばないよう補助具によりおさえる。 ③ <u>排気が直接手や身体にかからないようにする</u>。 ④ 作業を一時中断するときは、器具にたがねを付けたまま放置しない。	
作業終了	ホースを取り外す	① 元せんを確実にしめる。 ② ホースはドラムに巻きとる。	
	工具を点検する	① 各部にゆるみ、ガタがないか。 ② 修理の必要なものはすぐ修理する。	
	工具の手入れをする	注油する。	
	格納する	所定の場所へ整とん、格納する。	

表3-7 ボルト締作業手順（インパクトレンチの例）

	主なステップ	急　　　所	留意事項
準備作業	インパクトレンチを用意する	作業にあったインパクトレンチ、ソケットを選定する。	軸部のガタは作業時の振動を増大させる。必要以上の圧力は振動増大の要因となる。
	インパクトレンチ、ホースを点検する	① 締付部にゆるみはないか。 ② 防振部は完全か。 ③ ホースに割れ、キズはないか。	
	ソケットを装着する	① 本体と確実に接続する。 ② ナットの大きさにあった圧力調整をする。	
	ホースを装着する	ホース接続は元せんをしめてから行う。	
	エアを送る	① エアのドレンを抜く。 ② 規定圧力をチェックする。	
締付作業	保護具を着用する	保護めがね、防振手袋、耳せん等必要な保護具を着用する。	スプリングバランサー等を利用し、工具の実質重量の軽減をはかり、不必要な重量を腕にかけない。
	姿勢を決める	① 両腕は胸の高さぐらいで、ひじを軽く曲げる。 ② 振動部は握らない。 ③ 高い位置では踏台を使用する。 ④ スプリングバランサーを利用する。	
	ボルト締作業をする	① ナットにあうソケットを使う。 ② エアを少しずつ送り全開にする。 ③ ナットに確実にソケットを差し込む。 ④ 作業中断時はホースを取り外す。	
作業終了	ホースを取り外す	① 元せんを確実にしめる。 ② ホースを巻きとる。	
	工具を点検する	① 防振部、本体とソケット接続部に異常はないか。 ② 修理の必要なものはすぐ修理する。	
	工具の手入れをする	注油する。	
	格納する	所定の場所へ整とん、格納する。	

イ　工具を正しく使用する

　すでに説明したとおり、振動障害は、日常の作業と密接なかかわりあいを持っている。作業をする者が、工具の操作方法について振動障害予防のために必要な基本的な知識を知らずに自分勝手な作業を行えば、いろいろな対策を講じても、振動障害を効果的に予防することはできない。

　まず、作業をする者が、常に、正しい作業方法で、正しく工具を使用をすることが大切である。振動障害には、振動の人体への伝達の度合いが大きく影響するので、工具のハンドルを強く握ったり、工具を身体に押しつけたりすることや、不安定な姿勢で作業をすること等は好ましくない。したがって、工具操作時には次のことを

よく注意して作業を行う（**図3-12**参照）。

① 工具のハンドルやレバー以外の部分を持たない。特に、ピストン内蔵の工具等で、削孔、掘削、はつり等を行うときは、たがねを手で保持しないようにする。

② 工具のハンドルを強く握ったり、手首に強く力を入れる等の作業方法は、筋肉を緊張させ、影響が大きいので、ハンドルやレバーは軽く握り、強く押しつけないように心がける。

③ 腕を強く曲げて工具の重量を支える作業では、できる限りスプリングバランサー、カウンターウエイト等を利用して、工具を支持するような方法をとるようにする。

④ 作業によってたがねを固定しておく必要がある場合には、手で保持しないで適当な補助具を用いる。

⑤ 作業中断時には、アイドリングの状態で手で持っていることはやめ、工具を手から放して、床等に置くようにする。

⑥ 肩、腹、腰等、手以外の部分で工具を押す等、工具の振動が直接身体に伝わるような作業姿勢は避ける。

⑦ 下向き作業を行うときは、軽くひじを曲げて、できるだけ力を抜いて工具を保持するようにする。

⑧ 中腰、上向きで工具の重量を支えるような不自然な作業姿勢は極力避ける。

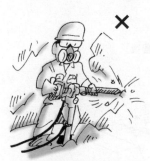

①さく岩機による削孔作業
改善のポイント
　○たがねを持たないこと
　○補助具を使うこと
　○ひじを軽く曲げること
　○軽く握り、押さないこと

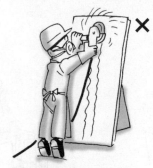

②アングルグラインダーによる溶接後の研削作業
改善のポイント
　○力を入れすぎないこと
　○腕に重量をかけすぎないこと
　○必要に応じて踏台を使用すること

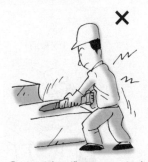

③チッピングハンマーによるはつり作業
改善のポイント
　○ハンマーを身体で押しつけないこと

図3-12　適切でない作業例

⑨　背伸びの姿勢が必要な作業には、適当な高さの踏台等を使用する。

ウ　作業方法を改善する

振動障害を予防するためには、日常の作業について、不安定な作業姿勢をなくしたり、バランサーを利用して工具の実質重量を軽減したりする等、作業姿勢を改善したり、作業方法を改善することが有効な手段となるが、どう改善したらよいかは、現場で毎日実際に作業する人たちが最もよくわかるはずである。次の事例を参考に、各自で工夫して作業方法の改善を進めるとよい。

（ア）製品の置き方および作業台の改善

振動作業の中には、「横向き」「上向き」「高さが変わる」等のため、不安定な姿勢で作業をすることが多くある。このような不安定な姿勢で作業を行うと、振動工具の重量を身体全体で支えるようになりがちで、そのためにより強い振動を受ける結果となる。

これに対して、下向きの作業姿勢をとれば、工具の重量は被加工物で受け止められ、それだけ力がいらなくなり人体への振動の伝達も非常に少なくなる。

図3-13は、被加工物の置き方や作業台を改善して、一定の高さで下向きの姿勢で作業ができるようにしたものである。

（イ）工具の支持方法の改善

工具の重量を手で支えて使用する作業では、工具の重量が大きければそれだけ筋肉の緊張が大きくなり、振動障害の要因になる。工具を、スプリングバランサー、

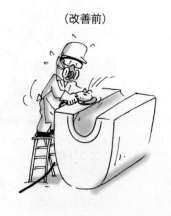

脚立等を使い上面を研削後、移動して他の面を研削していた。

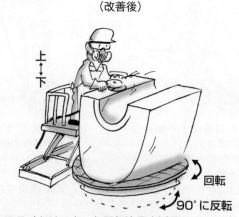

スライドリフターと回転治具を活用して、一定の高さで下向き作業になるように改善した。

図3-13　スライドリフターと回転治具による姿勢の改善

1　概要　トラック・バスの大型車輌でのタイヤ交換時に、車輌からタイヤ・ホイールを取り外す作業の際ホイールナットを緩めたり、締め込んだりする場合に大型インパクトレンチを使用する。

2　特長　従来、作業者が手でインパクトレンチを持って作業を行っていたが、重労働かつ振動が直接伝わり大変であった。このユニバーサルハンガーは、天井部にレーンを取り付け車輌に合わせた移動を容易にするとともに、レール下部にはスプリングバランサーを備え、これによりインパクトレンチの重量が軽減されるのでレンチの重みを感じさせない作業が行える。

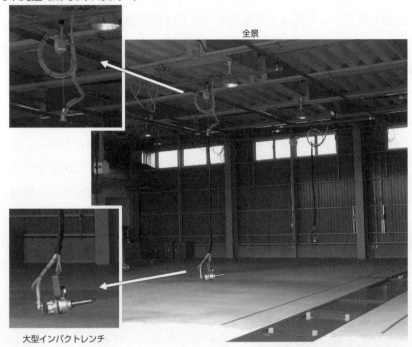

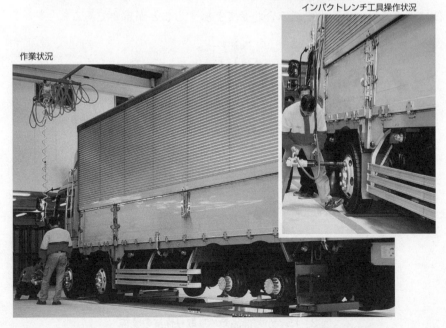

写真3-4　ユニバーサルハンガーを取り入れた作業改善事例

アーム、支持台、カウンターウエイト等で支持することにより、筋肉の負担を軽減することができる。

写真3-4は、インパクトレンチを使用するのに天井部にレーンを取り付け、スプリングバランサーを備えることにより重量の軽減をはかった事例である。

（ウ）部分的な自動化による改善

振動作業を含む作業全体の自動化はなかなか難しいことであるが、作業の中で大きな振動を出している部分を自動化することは比較的実施しやすく、かつ、その防振効果の面でも、全面自動化とあまり変わらない効果をもたらすことがある。

図3-14は、ボルト締め作業の部分を自動化したものである。

（エ）被加工物の保持方法の改善

大きな製品のように被加工物の自重のみで安定した置き方ができるものは別として、小物部品は、被加工物を手で押さえる等して加工する場合がある。こうした作業では、マグネット等を利用して被加工物を作業用テーブルに固定する等、手で保持しないように工夫した方がよく、これは、安全上も効果的である（**図3-15**）。

エ　作業の進め方

振動障害予防のための基本的な対策は、振動業務をなくすこと、非振動工具を使うこと、作業を自動化することなどにより、作業者が直接振動にさらされないようにすることである。

しかし、これらの方法ができない、あるいは困難な場合には、日常の作業管理、すなわち作業姿勢の改善、工具の重量軽減、作業者のローテーションなどの方法を単独に、またはいくつかを組み合わせて実施することが重要である。

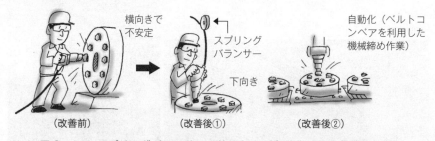

図3-14　スプリングバランサーの使用および自動化による作業の改善

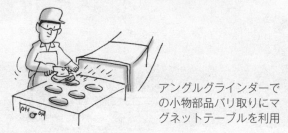

図3-15　小物部品のバリ取り作業の改善

（ア）「振動工具管理責任者」の選任
　①　「振動工具管理責任者」の選任
　　　振動工具を有する事業場は、振動工具の点検・取扱い、構造等に習熟した者の中から「振動工具管理責任者」を選任し、整備状況を定期的に確認するとともに、その状況を記録する。
　②　「振動工具管理責任者」の周知
　　　「振動工具管理責任者」の氏名およびその職務を、事業場の見やすい箇所に掲示して周知を図る。
　③　「振動工具管理責任者」の職務
　　　振動障害予防対策指針において、「振動工具管理責任者」は、振動工具台帳の状況等について定期的に点検・整備を行い、振動工具を良好な状態で管理することを職務とするとされている。
a　振動工具台帳の作成
「振動工具管理責任者」は振動工具台帳を作成し、
　①　振動工具の購入年月日
　②　振動工具の「周波数補正振動加速度実効値の3軸合成値」
　③　毎日の点検結果等

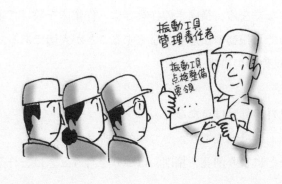

を記録する。
　b　点検・整備
　振動工具の製造者または輸入業者が取扱説明書等で示した時期および方法により、定期もしくは毎日点検・整備を行い、常に最良の状態を保つようにする。
(イ) 非振動工具・低振動工具の採用
　振動工具は、一般に使用時に高音を発するものが強力であり、パワーの面で他の工具では代替できないと考えられやすい。しかし、実際には振動を発しない工具（非振動工具）を使用しても、振動工具と同様の効果を発揮できる場合がある。振動工具について、一度、トルクや、代替工具の性能などを検討することが必要である。
　また、必要以上に大型の振動工具を使用することは、不必要に作業者を疲労させるだけであり、できるだけ小型の振動工具を使用することが必要である。
　たとえば、ボルトナットの締付工具の場合、空圧式は、手や腕に強い振動を受け、また騒音も発生するので、小型の油圧式レンチまたは反力受け付き電動式レンチなどの使用により、作業者への振動および騒音の低減を図ることが必要である。
(ウ) 振動工具の支持
　工具の重量を手で支えて使用する工具は、できる限り、アーム、スプリングバランサー、カウンターウエイト等により支持するようにする。
　特にスプリングバランサーは、手への負荷を軽減するのに相当の効果が期待できるので、バランサーの取付けについて工夫を行い、積極的に使用する。
(エ) 作業姿勢の改善
　横向きまたは上向きの姿勢で作業を行う場合は、振動工具の重量を作業者の身体全体で支えるような作業姿勢を取りがちになり、作業者は強い振動を受けることになる。これに対して、下向きの作業姿勢を取れば、工具の重量は被加工物で受けるため、作業者は工具が転倒しない程度に軽く保持するだけでよく、作業者への振動の伝達は非常に少なくなる。横向きの作業等は、作業床を設けて下向き姿勢にするように努め、少しでも振動の伝達を少なくすることが大切である。
(オ) 振動工具の操作時の措置
　a　工具の操作方法
　　①　ハンドル以外の部分は持たない。
　　　なお、ハンドルは軽く握り、かつ、強く押さない。
　　②　さく岩機などにより削孔、掘削、はつりを行うときは、作業の性質上やむを

得ず、たがね、のみを手で保持することがある。

　この場合には、切込みを入れたビニールホースなど適切な補助具を使用することが必要である。

b　作業方法

① ハンドルを強く握る作業方法、手首に強く力を入れる作業方法、腕を強く曲げて工具の重量を支える作業方法などは、筋の緊張を持続させることになるので、このような作業方法は避ける。

② 肩、腹、腰など手以外の部分で工具を押すことは、工具の振動が直接身体に伝わるので、行ってはならない。

③ 工具の排気を直接吸入することのないようにする。

オ　作業の進め方のポイント

① 振動工具の管理（現在、使用している工具の振動発生量を少なくできないか。）

　振動工具は、適切な保全管理を行わないまま長時間使用すると、振動を増加させるだけではなく、作業能率の低下を招くことになる。作業開始前に次のことについて、点検・整備を行う。点検・整備結果で、異常のあるものは使用しない。

・油切れが生じていないか。
・外枠に変形、亀裂、破損等を生じていないか。
・回転部分に異音、発熱はないか。
・ソケットやその他のアタッチメントに、異常や大きい摩耗はないか。
・ネジ類は、緩んでいないか。

② カッター・たがねの管理（カッターやたがねの補充をしているか。）

　カッターやたがねの切れ味が悪くなると、作業者は振動工具に体を強く押しつけて、作業効率の低下をカバーしようとする。そのため、ますます強い振動を受けることになり、仕事の出来ばえも良くない結果となる。

　切れない刃物を使用して作業をする非能率さについては、作業者自身が十分に理解しているが、手元に交換用のスペアーがないと、つい面倒になり、そのまま作業を継続してしまうことになる。よく切れる刃物を豊富に支給し、こまめに交換することが必要である。一時的な交換のための手間や費用の増加は、作業効率の向上で十分にカバーされる。

③ 振動工具操作時の指導（手に伝わる振動量を少なくできないか。）

　同じ振動工具を取り扱っていても、強く握るのと、そっと握るのとでは振動

の伝わる量に大きな差が生じる。

　持ち方の指導をすると同時に、強く握らなくても作業ができるように改善することが必要である。

　防振手袋などの個人用保護具は、各種の対策を行った後での最後の手段であるが、絶対に忘れてはならない防振対策である。

カ　作業手順

　作業手順は、災害や職業性疾病をなくすために必要不可欠なものである。そこで大切なことは、現場で守られ、実践しやすい作業手順を作成し、作業者全員が作業手順を守って作業することである。

　また作業手順は諸条件によって変わるので、適宜見直すことが必要である。

(ア)　作業手順書作成時のポイント

① 日振動ばく露量 $A(8)$ の考え方に基づいた作業時間の管理が、確実に守られるよう基本的な部分は管理者側で作成する。

② 細部については振動工具を使用している作業者の代表を参画させて作成する。

③ 安全サークル等で討議し、工夫を重ねて、できるだけ多くの意見を採り入れる。

④ 現場の実状にあったものを作成する。

⑤ 作業手順にムリ、ムダ、ムラのないようにする。

(イ)　作業手順の周知・徹底のポイント

① 遵守すべき作業手順を繰り返し指導し、習慣化を図る。

② 作業指揮者を配置し、直接指揮のもとで作業させる。

③ 振動作業を行う前に、安全ミーティングで作業手順の内容を作業者が互いに確認し合うようにする。

④ 現場パトロールで、作業手順の実施状況を確認し、定められた作業手順が守られているかチェックする。

⑤ 管理者や安全衛生担当者が、事前に守るべき重要箇所をよく把握しておき、現場で直接自分の目で確認し、良いことはほめてやり、遵守すべきポイントを守っていないときは現場管理者に是正するよう指導する。

【注】作業手順とは、作業内容を主な手順に分解し、安全に作業を進めるために最も良い順序にならべて、主な手順ごとにリスクアセスメントを行い、安全の急所を付け加えたものをいう（詳細は3-2(1)(48頁)を参照）。

(2) 作業時間

　振動障害の予防は、各事業所における労働衛生管理の一環であることを認識し、各事業所において選任されている衛生管理者または安全衛生推進者等が関与した上での対応が必要である。

　振動障害の予防を推進するには、振動工具を取り扱う作業時間、作業方法、適正な保護具の使用、正しい作業手順の遵守など、適切な作業管理が重要である。

　特に、製造業においては、作業ごとに作業計画が作成されるので、計画に従って作業を行うことはもちろん、計画作成の段階においても振動工具取扱業務について、不都合な部分があれば再度衛生管理者または安全衛生推進者等が関与して再検討を行い、適切な計画を作成し、実施することが必要である。

　なお、振動障害を防止するための作業管理に関しては、厚生労働省から振動障害予防対策指針の中で次のことが示されている。

ア　対象業務の範囲

　振動障害予防対策指針においては、次の業務が「チェーンソー以外の振動工具の取扱い業務」とされている。

① ピストンによる打撃機構を有する工具を取り扱う業務

② エンジンカッター等の内燃機関を内蔵する工具で、可搬式のもの（チェーンソーを除く。）を取り扱う業務

③ 携帯用の皮はぎ機等の回転工具を取り扱う業務（⑤の業務を除く。）

④ 携帯用のタイタンパー等の振動体内蔵工具を取り扱う業務

⑤ 携帯用研削盤、スイング研削盤その他手で保持し、または支えて操作する型式の研削盤（使用する研削といしの直径（製造時におけるものをいう。以下同じ。）が150mmを超えるものに限る。）を取り扱う業務（金属、石材等を研削し、または切断する業務に限る。）

⑥ 卓上用研削盤または床上用研削盤（使用するといしの直径が150mmを超えるものに限る。）を取り扱う業務（鋳物のばりとりまたは溶接部のはつりをする業務に限る。）

⑦ 締付工具を取り扱う業務

⑧ 往復動工具を取り扱う業務

イ　作業時間の管理

　振動障害予防対策指針においては、「周波数補正振動加速度実効値の3軸合成値」および振動ばく露時間から日振動ばく露量 $A(8)$ を求め、次のような作業時間を管

理するなどの対策を行うものとしている。

(ア) 計画的に不就労日を設定すること

　振動工具取扱作業者について、振動工具を取り扱わない日（計画的不就労日）を設けて、振動にばく露させないようにすることを指導している。

　これは、少なくとも1週間に1日は振動工具を取り扱わない日（計画的不就労日）を設けて、振動にばく露させないようにすることである。

　不就労日を計画的に設定するためには、社内で対応できる体制を作り上げることが必要である。例えば、計画的に作業者の多能工化を推進し、振動工具取扱作業と振動工具を取り扱わない作業とを組み合わせる措置を行い、ただ単に休日とすれば良いとする考えではなく、計画的に振動工具を取り扱わない日を設定することである。

(イ) 1日の作業時間の設定

　使用する振動工具の「周波数補正振動加速度実効値の3軸合成値」を、振動工具への表示、取扱説明書、製造者等のホームページなどにより把握し、当該値および1日当たりの振動ばく露時間から、次式等により日振動ばく露量 A(8) を求め、次の措置を講じる。

$$日振動ばく露量\ A(8) = a_{hv} \times \sqrt{\frac{T}{8}}\ [m/s^2]$$

(a_{hv} [m/s] は周波数補正振動加速度実効値の3軸合成値、T [時間] 1日の振動ばく露時間)

① 日振動ばく露量 A(8) が、日振動ばく露限界値（5.0m/s²）を超えることがないよう振動ばく露時間の抑制、低振動の振動工具の選定等を行う。

② 日振動ばく露量 A(8) が、日振動ばく露限界値（5.0m/s²）を超えない場合であっても日振動ばく露対策値（2.5m/s²）を超える場合には振動ばく露時間の抑制、低振動の振動工具の選定等の対策に努める。

③ 日振動ばく露限界値（5.0m/s²）に対応した1日の振動ばく露時間（以下（振動ばく露限界時間という。）を次式等により算出する。

$$振動ばく露限界時間\ T_L = \frac{200}{a_{hv}^2}\ [時間]$$

(a_{hv} [m/s²] は周波数補正振動加速度実効値の3軸合成値)

　振動障害予防対策指針では、得られた時間が2時間を超える場合には、当面、1日の振動ばく露時間を2時間以下とするとしている。

　ただし、振動工具の点検・整備を、製造・輸入事業者が取扱説明書等で示した時期および方法により実施するとともに、使用する個々の振動工具の「周波

表3-8 連続作業時間と休止時間

振 動 業 務	連続作業時間	休止時間
（1） ピストンによる打撃機構を有する工具を取り扱う業務のうち金属、または岩石のはつり、かしめ、切断、鋲打、および削孔の業務	10分以内	5分以上
（2） 上記（1）のピストンによる打撃機構を有する工具を取り扱う業務で、金属、または岩石のはつり、かしめ、切断、鋲打、および削孔以外の業務	30分以内	
（3） エンジンカッター等の内燃機関を内蔵する工具で、可搬式のもの（チェーンソーを除く。）を取り扱う業務		
（4） 携帯用の皮はぎ機等の回転工具を取り扱う業務（（5）の業務を除く。）		
（5） 携帯用のタイタンパー等の振動体内蔵工具を取り扱う業務		
（6） 携帯用研削盤、スイング研削盤その他手で保持し、または支えて操作する型式の研削盤（使用する研削といしの直径（製造時におけるものをいう。以下同じ。）が150mmを超えるものに限る。）を取り扱う業務（金属、石材等を研削し、または切断する業務に限る。）		
（7） 卓上用研削盤または床上用研削盤（使用するといしの直径が150mmを超えるものに限る。）を取り扱う業務（鋳物のばりとりまたは溶接部のはつりをする業務に限る。）		
（8） 締付工具を取り扱う業務		
（9） 往復動工具を取り扱う業務		

出典：振動障害予防対策指針

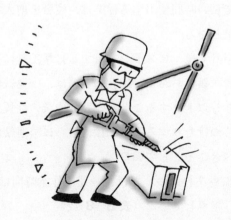

数補正振動加速度実効値の 3 軸合成値」a_{hv} を、点検・整備の前後を含めて測定・算出している場合において、振動ばく露限界時間が当該測定・算出値の最大値に対応したものとなるときは、2 時間を超えることができる。

　なお、この場合は、1 日のばく露時間を 4 時間以下とすることが望ましいとしている。

④　使用する振動工具の「周波数補正振動加速度実効値の 3 軸合成値」が把握できないものは、類似の振動工具の「周波数補正振動加速度実効値の 3 軸合成値」a_{hv} を参考に振動ばく露限界時間を算出し、これが 2 時間を超える場合には、1 日の振動ばく露時間を 2 時間以下のできる限り短時間とする。

事業者は、作業開始前に、上記③および④に基づき使用する振動工具の 1 日当たりの振動工具を用いた作業の計画を作成し、書面などにより作業者に示す。

なお、事業者は、同一作業者が 1 日に複数の振動工具（チェーンソーを含む。）を使用する場合には、個々の振動工具（チェーンソーを含む。）ごとの「周波数補正振動加速度実効値の 3 軸合成値」などから、次式により当該作業者の日振動ばく露量 A(8) を求める。

$$a_{hv(rms)} = \sqrt{\frac{1}{Tv} \sum_{i=1}^{n} (a_{hv(rms)i}^2 T_i)} \ [m/s^2]$$

$$日振動ばく露量\ A(8) = a_{hv(rms)} \sqrt{\frac{Tv}{8}} \ [m/s^2]$$

（$a_{hv(rms)i}$ は i 番目の作業の 3 軸合成値、T_i は i 番目の作業のばく露時間、n は作業の合計数、Tv は n 個の作業の合計ばく露時間（$Tv = \sum_{i=1}^{n} T_i$）

(ウ) 連続作業時間と休止時間の設定

　同じ筋肉を連続して長い時間使用する作業は、疲労を増大させ、また、回復するのに時間を要する結果となる。

　振動障害予防対策指針では、ピストンを有する打撃工具による金属または岩石のはつり、かしめ、切断、鋲打ちおよび削孔の業務は、一連続作業は 10 分以内とし、その後の休止時間は 5 分以上とすること、また、作業の性質上ハンドルを強く握ったり、工具を強く押しつけたりする場合には、さらに一連続作業時間の短縮と、休止時間の延長を図るべきこととしている。

　また、それ以外の振動業務については、一連続作業時間は 30 分以内、休止時間は 5 分以上とするよう指導している（**表 3-8**）。

ハンドルを強く握ったり、強く押しつけたりすることは、身体に与える影響が大きいので、振動障害を予防するためには、工具の自重を利用するか、工具を支持するか、また、他の適当な方法で作業を行うかなどにより、作業強度の軽減を図っていくことが必要である。

一連続作業時間とは

おおむね、工具を手にしてから離すまでの時間のことをいう。

ただし、ひんぱんに断続する作業については、一連続作業として考えなければならない。

休止時間とは

必ずしも休憩時間を意味するものではなく、振動工具取扱い作業以外の作業に就かせてもよいということである。しかし、振動工具取扱作業の後も続けて重い工具や資材を保持するようなことは、同一の筋肉に連続して負担を与えることとなり、完全な休止時間とはならない。

(エ) 作業時間の管理の方法

振動工具の取扱いに関する作業時間の管理は、個々の振動工具取扱い作業が、一連の作業の中で自然に振動障害予防対策指針による管理基準を満足するような流れになるようにすることが最も大切である。

そのためには、作業者をローテーションさせる方法や、振動工具取扱作業以外の作業とを組み合わせる方法などが必要である。

また、作業手順書を作成して、作業の進め方、作業の方法を作業者全員が周知し、職長等は、作業場所で直接作業者を指揮・監督し、振動工具の取扱いに関する日常のチェックを確実に行うことが大切である。

(オ) 作業の計画と作業者への周知

振動工具の取扱い・休止方法とその時間等について、1日単位の具体的な作業計画書を作成し、該当する作業者に周知を図る。作業計画書の例を67頁に示す。

作業計画書は、使用する振動工具の1日当たりの振動ばく露限界時間から、1日当たりの振動ばく露時間を定め、これに基づき、具体的な振動工具を用いた作業の実施状況を明確にした書面とし、これを作業者に交付して周知・徹底を図る。

ウ　作業時間の管理に関するポイント

（ア）連続作業時間を分断できないか

　30分ごとに作業者が交替していては、仕事の流れが停滞してしまう、という意見もあるが、少し工夫をすれば多くの作業において作業者の交替が可能になる。

　振動工具の取扱い状況をよく観察すると、一連続作業はそれほど長くないし、必ず作業の切れ間がある。これを利用して、連続作業の分断を図るようにする。

〔具体例〕

① 自動的に分断されるようにする→作業の組合せを工夫する

② 何人か同時に交替する→ローテーション

③ 管理を強める→作業手順を作る（守りやすいものとする）

（イ）最長振動工具取扱い時間を限度内に抑えているか

　これが最も守られにくい事項である。作業者によって仕事の出来ばえに差が生じる場合には、特に守られない。

　最高の技能保有者が、最大ばく露者になりやすい。

　作業の流れに従って、自動的に限度時間内となるよう、作業方法の改善を図る。

　また、作業者の多能化の教育訓練を強力に推進して作業者ごとの技能格差をなくすように努める。

〔具体例〕

① 自動的に限度内となるようにする→部分的な自動化

② 作業者ごとの技能格差をなくす→作業者の多能化の教育訓練

③ チェックシートを作成し、作業時間をチェックする→誰でも書ける様式

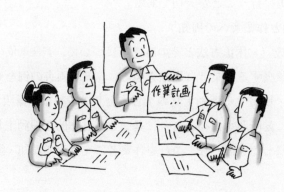

※本様式はあくまで作業計画書の例であり、適宜作業状況などを勘案して作成のこと。

作業計画書（例）		
No. ＿＿＿＿＿＿	作業者氏名	
事業場名		
作業内容		
作業場所		
①振動工具を使用した作業	工具名	3軸合成値　　　　　　（m/s²）
	点検・整備（　　年　　月　　日　結果：　　　　　　）	
②振動工具を使用した作業	工具名	3軸合成値　　　　　　（m/s²）
	点検・整備（　　年　　月　　日　結果：　　　　　　）	
③振動工具を使用した作業	工具名	3軸合成値　　　　　　（m/s²）
	点検・整備（　　年　　月　　日　結果：　　　　　　）	
作業の計画	※振動工具を使用する作業時間、振動ばく露時間、作業の休止時間等の内容を具体的に記入のこと。	
日振動ばく露量A(8)		（m/s²）
平成　　年　　月　　日	作業指示者　〇〇　〇〇	

作業上の注意
1　振動ばく露時間を遵守のこと。
2　一連続作業時間、休止時間を遵守のこと。
3　保護具（防振手袋など）を着用のこと。
4　使用中に使用開始時などより大きな振動が発生していると感じたときは、使用を止め速やかに作業指示者まで連絡のこと。

その他注意

(3) 保護具

振動工具に係る業務で使用する主要な保護具としては、防振手袋、耳せん、耳覆い、保護めがね、防じんマスク等がある。これらの保護具は、作業に伴ういろいろな健康障害要因から作業者を守るためのものであるから、必ず着用して作業しなければならない。

ア 防振手袋

防振手袋（**写真3-5**）は、最も代表的な防振保護具である。各種の製品が市販されているが、主要構造はほぼ共通しており、手袋の内側にスポンジ、空気袋、ゴム管等を取り付けて、ハンドルから伝わってくる振動を吸収させるようにしたものである。防振手袋には、作業性や耐久性に問題のあるものもあるので、手袋の選定には特に注意し、防振効果が大きく、かつ作業性を損なわないものを選んで使用しなければならない。各社から製造販売されている防振手袋の判断基準には、ISO 10819：2013で試験され、合格した防振手袋の使用が推奨される。

イ 耳せん、耳覆い

振動工具を使用する作業の多くは、振動と同時に強烈な騒音が発生するので、騒音性難聴を防止するために、耳せん（**写真3-6**）、耳覆い（**写真3-7**）といった防音保護具を着用しなければならない。

耳せんには、JIS規格による第1種と第2種の区分があり、第1種の耳せんは周波数の低い低音部までの音をしゃ断するようになっており、第2種の耳せんは高音部のみをしゃ音すると同時に会話妨害のないように会話音域（おおむね500～3,000Hz）のしゃ断を小さくしてあり、人間の音声が聞き取れるという利点がある

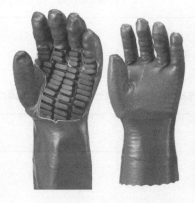
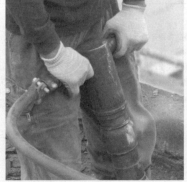

写真3-5　防振手袋

（表3-9）。

耳せんは、外耳道壁に密着し、かつ、痛みを感じないものでなければならない。はじめて使用する人はなじみにくいかもしれないが、次のようなことに留意して自分の耳に合った耳せんを選択し使用すること。

① 左右のそれぞれの耳の穴の大きさと形にあったものを選ぶこと
② 違和感が少なく、使いやすいものを選ぶこと
③ 耳の穴をまっすぐにするような感じで、耳殻を引っぱった状態で装着すること（**図3-16**）

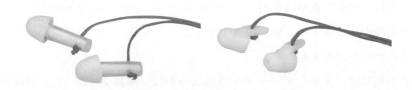

写真3-6 耳せん

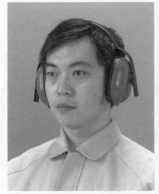 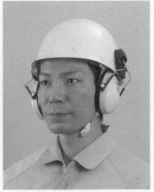

写真3-7 耳覆い

表3-9 耳せん、耳覆いの種類としゃ音値（JIS T 8161）

中心周波数 Hz	しゃ音値（デシベル）		
	耳せん		耳覆い
	第1種	第2種	
500	15 以上	10 未満	20 以上
1,000	20 以上	20 未満※	25 以上
2,000	25 以上	20 以上	30 以上
4,000	25 以上	25 以上	35 以上

※第2種の中心周波数1,000Hzにおけるしゃ音値は15デシベル未満にすることが望ましい。

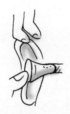 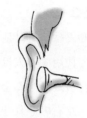

❶ 右耳に挿入するときは、右手で耳せんの端を持ち、左手を頭上から回して、耳殻の上部をつまむ。　❷ 左手でつまんだ耳殻を軽く上へ引き上げる。外耳道がまっすぐになるので、耳せんをねじ込むようにして挿入する。　❸ 耳せんがきちんと挿入された状態。

図3-16　耳せんの装着方法

ウ　保護めがね

振動工具は、大きな衝撃力を出す構造のものが多いため、振動作業中に刃部の先端や相手部品の小片が飛来する事故が発生することがある。この飛来物から目を守るために保護めがねを使用する。

保護めがねには、大別してゴーグル型保護めがね（**写真3-8**）と、側板付2眼式保護めがね、1眼式保護めがね（**写真3-9**）がある。前者はグラインダー作業時等に発生する粉じんから目を守るために、また後二者はインパクトレンチ作業等で発生する飛来物から目を守るのに有効である。

エ　防じんマスク

振動工具を使用する作業のうち、グラインダー作業等粉じんが発散する作業では、防じんマスクを着用しなければならない。防じんマスクの種類には、隔離式と直結式があり、その形状は次のようになっている。

① 　隔離式防じんマスク：ろ過材、連結管、吸気弁、面体、排気弁および締めひもからなり、かつ、ろ過材によって粉じんをろ過した清浄空気を連結管を通して吸気弁から吸入し、呼気は排気弁から外気中に排出する形状のもの

② 　直結式防じんマスク：ろ過材、吸気弁、面体、排気弁および締めひもからな

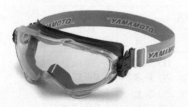 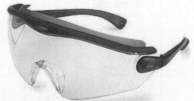

写真3-8　ゴーグル型保護めがね　　写真3-9　1眼式保護めがね

り、かつ、ろ過材によって粉じんをろ過した清浄空気を吸気弁から吸入し、呼気は排気弁から外気中に排出する形状のもの

防じんマスクについては厚生労働省告示による構造規格が定められており、国家検定に合格したものでなければ販売したり、使用してはいけないことになっている。国家検定に合格したものは、**図3-17**に示すようなマーク（型式検定合格標章）が付いているので、これのあるものを使用しなければならない。

そのほかにも一定の構造基準に適合した簡易防じんマスクがあるが、国家検定に合格した防じんマスクを使用しなければならない。

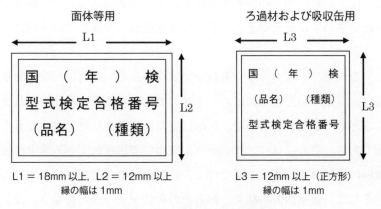

図3-17　型式検定合格標章

3-3 健康管理

　われわれは毎日それぞれの職場で働いているが、何といっても健康な身体で働くことができることが最も幸せなことではないであろうか。長い人生を健康に過ごせる人もいる反面、ときには思わぬ大病にみまわれて療養生活を送らなければならない人もいる。病気になれば、本人はもちろん、家族にもたいへんな苦労をかけることになるし、職場の人たちにも迷惑をかけることになる。

　そうならないためには普段から身体を鍛えるとともに食生活や休養にも気を配って、体調を整える努力が必要である。また、自分の健康状態にも注意して、もし異常を感じたならば、早めに医師の診察を受けることが大切である。早く病気が見つかったために、命を失わずに済んだとか短期間に職場復帰ができたという例はいくらでもある。

　しかし、気をつけているつもりでも自分で気がつかないうちに病魔におかされていることがあり、気がついたときにはもう手遅れであったとか、治療が遅れて病気の治りが遅くなるということがあるので、医師に定期的に健康状態を調べてもらうことは大事なことである。それには、人間ドックや職場で実施されている健康診断等があるが、特に職場の定期健康診断は必ず受けて、自分の健康状態をはっきり知っておくようにする。そして、健康診断の結果、何らかの異常が見つかった場合には、医師の指示に従うこと。

(1) 健康診断
ア　一般健康診断と特殊健康診断

　　病気には、年をとると多かれ少なかれ現れてくる高血圧症や動脈硬化症といった病気や、風邪や胃の調子が悪いといった病気等いわゆる日常生活における病気がある。これに対して作業に従事することによって身体に有害な影響を受け、病気が発生する場合もある。

　　そこで、職場では、定期的に健康診断を実施し、作業に従事する人の健康状態を継続的に観察するとともに、特に職場の作業に関連する病気やそれにつながる何らかの異常を早期に発見するようにしている。

　　健康診断の結果、これらの病気や異常が発見された場合には、必要に応じて生活指導を行ったり、療養を指示することがあるが、さらに、その人の健康状態を考慮して作業内容を変更したり、職場環境や作業の方法等の見直しを行うこともある。

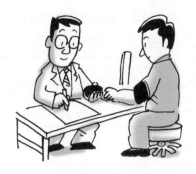

　いずれにしても、病気は、早期発見、早期治療が大原則である。そのためには定期健康診断が、作業する者たちの健康を維持、増進するために大いに役立っている。定期健康診断は進んで必ず受けるようにする。

　しかし、毎年行われる定期健康診断だけですべての検査ができるわけではない。特に有害業務に従事する者たちの健康障害を発見するには、その有害業務によって現れる身体の異常を発見するための、特殊な項目についての健康診断を行わなければならない。そのために、作業の種類によっては、その業務に従事する労働者に対して特殊健康診断が実施されている。

　現在、特定の有害業務従事者は法令によって、定期的に特殊健康診断を受けなければならないこととなっているが、これに該当する有害業務としては、鉛業務、四アルキル鉛等業務、粉じん業務、有機溶剤業務、特定化学物質の製造取扱業務、電離放射線業務、高気圧業務等がある。また、そのほかにも必要に応じて特殊健康診断を実施するよう厚生労働省の指導が行われている有害業務があるが、振動工具の取扱業務はその中の1つである。振動業務についての特殊健康診断では、振動障害の症状として特異な血流の循環異常や神経、筋肉、骨や関節等の異常を発見するために適した検査方法を用いることによって振動障害やそれにつながる異常の有無を早期に見つけることができる。

イ　振動工具取扱業務従事者に対する特殊健康診断
(ア)　特殊健康診断の回数
　振動業務に常時従事する者は、その仕事に就くときに特殊健康診断を受けるとともに、**表3-10**のとおり定期的にもこの特殊健康診断を受けなければならない。
　健康診断を冬に実施するのは、振動障害の発見には寒い季節が適しているからである。

表3-10 特殊健康診断の回数

振 動 業 務	特殊健康診断の回数
打撃工具（さく岩機、チッピングハンマー、リベッティングハンマー、コーキングハンマー、ピックハンマー、ハンドハンマー、ベビーハンマー、コンクリートハンマー、スケーリングハンマー、サンドランマー等）を取り扱う業務	年2回（うち1回は冬）
その他の振動業務	年1回（冬）

　特殊健康診断は第一次健康診断と第二次健康診断に分かれており、一次健診の結果によってさらに精密検査の必要のある者が二次健診を受けることになる。なお、一次健診で異常なしと判定された者は、そのときの二次健診を受ける必要はない。
(イ) 特殊健康診断の項目
　この特殊健康診断の項目は、次のとおりである。
a　第一次健康診断
　① 職歴等の調査
　② 問診
　③ 視診、触診
　④ 握力検査
　⑤ 血圧検査
　⑥ 爪圧迫テストおよび皮膚温測定
　⑦ 痛覚および振動覚検査
　⑧ 手、肘の関節のエックス線検査（就職時または配置替えのとき）
b　第二次健康診断
　① 爪圧迫テストおよび皮膚温測定（常温および冷却時）
　② 痛覚および振動覚検査（常温および冷却時）
　③ 筋力検査（維持握力およびつまみ力）

　なお、このほかに、医師が特に必要と認めた者に対しては、指尖容積脈波、温痛覚、冷痛覚、タッピング、心電図、エックス線検査等の検査を実施することもある。
　このような項目について健診をした結果から、異常があるかないか、異常があるとしたらどの程度なのか、例えば、仕事を続けてよいのかどうか、治療が必要かどうかというようなことを判断し、次のような事後措置がとられる。

（ウ）事後措置

特殊健康診断の結果をもとにして、受診者の健康状態は次に述べるように、A、B、Cという3つのグループに分類される。これを管理区分といっている（**図3-18**参照）。

（管理A）振動による障害はないと考えられる者の区分。今までどおり振動業務に従事することができる。

（管理B）振動による障害が認められる者またはその疑いのある者の区分。しかし、特に療養を要するほどではないので、作業時間を短くするというような処置によって、振動にばく露される量を制限しながら仕事を続けることが可能。

（管理C）この区分に該当する場合は明らかに振動障害が認められ、療養しなければならない状態である。振動業務に従事することはできない。

以上のように、3つに区分されるが、このうち、管理Aになった者は特に問題がないので今までのように普通に振動作業をしていてよいが、管理BとCの者はどうしたらよいか。

管理Bの者は、今までよりも振動にばく露されないようにしなければならない。そのためには、管理者の指示に従って振動工具を取り扱う作業時間を短くしたり、

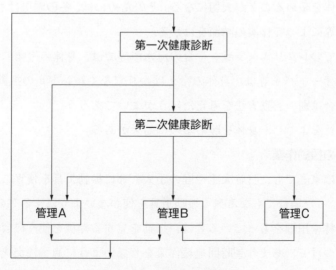

図3-18 健康管理系統図

あるいはもっと振動の少ない他の工具を取り扱う作業に変わったりすることも必要である。また、自分でも日常生活における健康管理を心がけ、もし症状が悪化するような場合には、管理者に申し出て、振動工具を取り扱うことを一時中止して様子をみるか、あるいは改めて健康診断を受けて、今後どうするか等の判断をしてもらうこと。

　管理Cの者は、振動工具の取扱業務に従事することは避けて、必要な療養を行うこと。症状が軽ければ振動業務以外の仕事をしながら療養することになるし、特に医師が必要と認めた場合には入院して療養することになる。

(2) 日常生活における健康管理

　職場で働くときも、また、日常生活においても、常に健康な身体を維持するように心がけることは当然必要なことである。特に振動業務に常時従事する者の場合は、振動障害の予防のためにも日常生活における注意が大切である。しかし、振動障害を防ぐための特別な方法があるわけではなく、日常生活における普段の注意の積み重ねによって健康を維持することが基本となる。

　ここでは主として、家庭における日常生活上の注意点について述べる。

ア　防寒、保温

　振動障害は、身体が冷えることによって生じやすくなる。身体が冷えると、血管が収縮して血液の流れが悪くなる。そのため、レイノー現象（13頁参照）も起こりやすくなるし、身体のいろいろな働きも悪くなりがちである。そこで、寒さを防ぐことと身体を暖めることが大切になる。そのためには、冬の暖房はもちろんだが、適当な衣服等によって体温の調節をはかる。

　寒い戸外でのレクリエーションや夏の海水浴等では、身体の冷えに気をつけること。通勤のオートバイ等は、身体の冷えばかりでなくハンドルの振動もあるので、遠距離の場合は別の通勤方法を考えたほうがよいであろう。

　入浴は血行をよくし、身体を暖めるのに効果がある。

イ　家庭での振動作業

　このごろは家庭でも、日曜大工や庭の手入れ等に振動工具を使うことが多くなったが、そういった場合にもなるべく振動工具を使わないようにする等の注意をする。

　また、山林や田畑をもっている者は、振動を発する機械を使う機会が多いのでなおさら気をつけて、あまり長時間連続作業をしないように適当に交代するかまたは十分に休憩時間をとる等しながら作業をするようにすること。

ウ 栄養と睡眠

特別に振動障害予防のための栄養というものがあるわけではないが、栄養としては、その量と質のバランスがとれていることが必要である。

また、十分な睡眠も身体の疲れをとり翌日も元気に働くことができる身体をつくる上で大切であることはいうまでもない。

エ 体操

振動障害の予防には、体操は特に効果がある。体操を職場で行うことはもちろんであるが、家庭でも機会をみて体操をするように心がける。全身の筋肉の緊張をほぐし、血液の流れをよくし、手、腕、肩、頸、腰、足等の関節の動きをなめらかにするような体操を選び、根気よく続けることが大切である。

オ タバコ

タバコを吸うと、ニコチンが肺から血液の中に吸収され、身体の血管を収縮させるために振動障害が起こりやすくなることが考えられる。振動業務に従事する者にとってタバコはよいものではないので、できれば禁煙するのがよい。

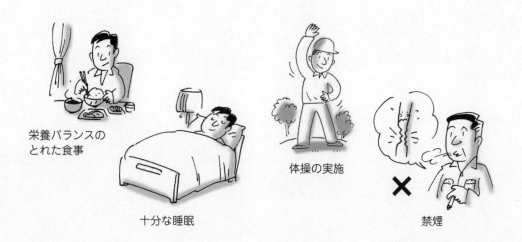

栄養バランスのとれた食事　　十分な睡眠　　体操の実施　　禁煙

4 関係法令

4-1 労働安全衛生法のあらまし

(1) 労働安全衛生法の目的

　労働安全衛生法（以下「安衛法」という。）は、昭和47年に制定された法律（昭和47年法律第57号）であるが、もともとは労働基準法（昭和22年法律第49号）の中に定められていた労働者の安全および衛生に関する規定が、賃金、労働時間、休日その他の労働条件等を定める労働基準法から独立して、一層充実した内容をもった職場における安全衛生に関する基本的な法律として制定されたものである。

　この安衛法の目的は、第1条に規定されており、そこでは労働基準法と相まって、労働災害の防止のため、

① 危害防止基準の確立
② 安全衛生管理の責任体制の明確化
③ 自主的安全衛生活動の促進

等の措置を講ずるなどの総合的、計画的な対策を推進することにより、労働者の安全と健康を確保し、さらに快適な職場環境の形成を促進することであると示している。

　つまり、労働災害の防止を図っていくに当たって労働条件の最低基準を定める労働基準法とは密接な関係にあるため、安衛法と労働基準法とは一体的な運用が図られる必要があることを明確にしながら、労働災害を防止して労働者の安全と健康を確保し、快適な職場環境をつくり上げていくことがこの法律の目的であると明示している。

(2) 事業者および労働者の義務

　安衛法はこの法律を遵守する義務の主体について、多くの条文で「事業者」と定めているが、この事業者とは事業を行う者で労働者を使用するものをいい、具体的にはその事業における経営主体、すなわち会社などの法人の場合には法人そのものを指す。安衛法はこの事業者が労働災害を発生させないための責務を負っていることを明確に示しているわけであるが、この事業者となるものは労働災害を防止するための最低基準を守る等により労働者の安全と健康を確保するだけでなく、積極的に快適な職場環

境の形成などの施策を講ずるべきであることについて安衛法は規定している。

そのほか、機械の製造・輸入者や建設物の建設者などについては、使用する機械や建設物などによって労働災害が発生しないようにしなければならないこと、また、建設工事の注文者などについては、施工方法や工期等で安全衛生に配慮した条件で発注することを安衛法は求めている。

また、労働者もそれぞれの立場で、労働災害の発生の防止のために必要な事項を守るほか、事業者が実施する措置に協力することが求められている。

(3) 安全衛生管理体制の確立

企業における安全衛生活動が的確に実施されていくためには、組織的な安全衛生管理体制が確立されている必要があるが、安衛法では事業の種類、規模により、それぞれに対応する安全衛生管理組織を確立させなければならないことについて規定を設けている。

ア　一般的な安全衛生管理体制

労働災害の防止は事業者にとって重要な責務であり、この責務を全うするには経営首脳者が労働災害防止を自らの責任として認識し、率先してこれに取り組み、企業の組織全体として自主的な安全衛生活動を活発に推進することが不可欠である。このような安全衛生活動が的確に実施されるためには、事業が行われているそれぞれの事業場において各級の管理監督者の安全衛生管理に関する責任と権限とが明確に示されており、かつ、生産ラインと一体化した安全衛生管理体制が確立されている必要がある。

そこで、安衛法では次のとおり体制を整えた上で、的確に安全衛生活動を行うよう求めている。

(ア) 総括安全衛生管理の充実

基本的な安全衛生管理体制としては、事業の実施を統括管理する者、すなわち事業場のトップを総括安全衛生管理者として選任し安全衛生の業務全般を統括管理させるとともに、安全管理者・衛生管理者などを選任し技術的事項を管理させることである。

総括安全衛生管理者が選任を義務付けされていない事業場では、事業者自らが直接、安全衛生全般を統括管理するか、あるいはその事業場の責任者に総括安全衛生管理者の業務を行わせることとなる。また、業種、規模によっては、安全衛生推進者を選任して同様の職務を担当させることになる。このほか、産業医や作業主任者

を選任し専門的事項について職務を担当させることになる。

(イ) 安全衛生委員会の活性化

　労働災害の防止のためには、労使一体となった取組みが不可欠であることはいうまでもないが、事業者が様々な措置を講ずるに際して労働者の意見を反映させることは非常に重要である。このため、安衛法では一定の事業場において、労働者の危険または健康障害を防止するための基本対策などの安全衛生に関する重要事項について調査審議し、事業者に対し意見を述べさせるために安全衛生委員会などを設置することを求めている。

　委員会は総括安全衛生管理者などを議長に、議長以外の委員の半数は労働者側の推薦した委員で構成される。安全衛生委員会の設置が義務付けられていない事業場でも、安全衛生に関する事項については関係労働者の意見を聞くための機会を設ける必要がある（特に就業規則に安全・衛生に関する定めをする場合など）。

　また、安全衛生委員会は単に開催すればよいというものではなく、十分な調査審議が行われ、意義あるものとなるようその活性化が図られていることが必要である。

イ　元方事業者による総合的な安全衛生管理

　1つの場所において、請負契約関係のもとにある複数の関係請負人が混在して事業を行っているという場合にあっては、危険・有害性の高い作業を関係請負人が分担することが多くみられるが、こうした事業の作業場所は元方事業者の構内であるということから、関係請負人による自主的な努力のみでは十分な労働災害防止の結果が得られないという場合が考えられる。

　そこで、安衛法では製造業の元方事業者は、その労働者または関係請負人の労働者の作業が同一の場所において行われることによって生ずる労働災害を防止するために、随時、元方事業者と関係請負人との間、および関係請負人相互間の連絡および調整を行うとともに、合図、標識、警報を統一し、関係請負人に周知することといった規定を設けている。

　また、これに加え、総合的な安全衛生管理のための体制の確立、安全衛生計画の作成と実施など元方事業者の実施すべき事項について、また元方事業者との連絡等を行う責任者の選任など関係請負人の実施すべき事項について、必要な事項を定めた「製造業における元方事業者による総合的な安全衛生管理のための指針」（平成18年基発第0801010号）が厚生労働省から示されているが、製造業における元方事業についてはこの指針に基づき関係者間の緊密な連携の下に安全衛生対策の充実を図ることになっている。

(4) 危険または健康障害の防止措置

　労働災害を防止するためには、作業で使用する原材料や機械等の設備による危険を防止すること、あるいは作業方法・作業環境などの整備や改善を図ることが必要であるが、安衛法では職場で発生するおそれのある危険や健康障害を防止するために、危険防止措置を講じる必要のある危険とはどのようなものがあり、また健康障害の内容にはどのようなものがあるかについて、以下のとおり示している。そのほか、厚生労働大臣による技術上の指針の公表、元方事業者の講ずべき措置、注文者の講ずべき措置、機械等貸与者などの講ずべき措置、建築物貸与者の講ずべき措置、重量物の重量表示などについて規定をおいている。

　なお、振動工具の取扱い業務に伴う振動による健康障害（振動障害）については、行政指導通達により「チェーンソー以外の振動工具の取扱い業務に係る振動障害予防対策指針」（平成 21 年基発 0710 第 2 号、87 頁参照）が定められている。

(1) 危険を防止するための措置の対象
　① 機械、器具その他の設備による危険
　② 爆発性の物、発火性の物、引火性の物等による危険
　③ 電気、熱その他のエネルギーによる危険
　④ 掘削、荷役、伐木等の業務の作業方法から生ずる危険
　⑤ 墜落、土砂崩落等のおそれのある作業場所にかかる危険

(2) 健康障害を防止するための措置の対象
　① 原材料、ガス、蒸気、粉じん、酸素欠乏空気、病原体等による健康障害
　② 放射線、高温、低温、超音波、騒音、振動、異常気圧等による健康障害
　③ 計器監視、精密工作等の作業による健康障害
　④ 排気、排液または残さい物による健康障害

　事業場における設備や原材料等による、または作業行動等に起因する危険性または有害性の調査を実施し、その結果に基づいて労働者への危険または健康障害を防止するための必要な措置を講ずること（リスクアセスメントと低減措置）は、労働災害防止にとってきわめて効果的である。このため、安衛法ではリスクアセスメントとこれに基づく対策の実施が定められ、この考え方や実施事項について定めた「危険性又は有害性等の調査等に関する指針」（平成 18 年 3 月 10 日付け指針公示第 1 号。「リスクアセスメント指針」とも呼ばれる。なお、化学物質等のリスクアセスメント指針とし

て、「化学物質等による危険性又は有害性等の調査等に関する指針」（平成27年9月1日付け指針公示第3号）が定められている。）に基づき安全衛生管理を進めていく方法が、今日各事業場で導入されている。

さらに、安全衛生計画の内容を毎年検討し、安全衛生水準の向上を図りながら安全衛生活動を継続して実施していくための有効な手法として「労働安全衛生マネジメントシステム」がある。これは事業者が労働者の協力の下に、「計画（Plan）→実施（Do）→評価（Check）→改善（Act）→計画」という一連の過程（PDCAサイクル）を定めて継続的に行う自主的な安全衛生活動のことで、この活動を促進することにより労働災害の防止を図ることができるとともに、労働者の健康の増進および快適な職場環境の形成の促進にもつながるもので、積極的にこの手法を導入する企業が増えている。

（5）機械等の規制

機械、器具その他の設備による危険から労働災害を防止するためには、製造、流通段階において一定の基準に適合したものだけを認めるといった規制が必要である。そこで安衛法では、ボイラー、クレーン等の「特定機械」については製造許可あるいは製造時、設置時における検査等を行わなければならないとし、また、危険・有害な作業を必要とするもの、危険な場所において使用するものまたは危険・健康障害を防止するために使用するもののうち一定のものは、厚生労働大臣の定める規格または安全装置を具備しなければ譲渡し、貸与し、または設置してはならないこととしている。

振動障害に関するものとしては、チェーンソー（排気量 $40cm^3$ 以上）について「チェーンソーの規格」（昭和52年労働省告示第850号）が定められている。

なお、爆発の危険のある物、健康障害のおそれのある物を容器に入れ、または包装して譲渡・提供するときには名称、人体に及ぼす作用等を表示すること、また、労働者に危険もしくは健康障害のおそれのある化学物質を譲渡・提供するときにはその危険有害性等の情報を文書の交付などによって相手方に通知することが求められている（政令で定める物質については義務、他の物質については努力義務）。

（6）安全衛生教育・就業制限

労働災害を防止するに当たっては、労働災害の原因となっている物理的要因を除去することは重要であるが、あわせて労働者が安全衛生教育を受けて、労働災害を防止するために必要な知識および技能を身につけるといった人的要素に基づく対策も重要

である。

そこで安衛法では、労働者の新規雇入れ時はもちろん、作業内容変更時において、一定の事項について安全衛生教育を行うことを事業者に義務付けている。また、危険または有害な業務のうち、一定のものについては、その業務に関する安全衛生のための特別教育を行うこと、また、職長その他の現場監督者に対する安全衛生教育を行うことを求めている。さらに、特に危険・有害な業務については、一定の資格（免許等）を有している者でなければその業務に就かせてはならないことになっている。

なお、チェーンソーを用いて行う立木の伐採、かかり木の処理または造材の業務については、この業務に関する特別の教育を受けたものでなければ当該業務に就かせることはできない。

(7) 健康管理

労働者の健康管理を実施するため、安衛法では、事業者が労働者に雇入れ時および定期的に医師による健康診断を行うべきことを義務付けている。

ア 一般健康診断

すべての労働者を対象に、雇入れ時および1年以内ごとに1回、定期に、既往歴および業務歴の調査、自覚症状および他覚症状の有無の検査、身長、体重、腹囲、視力および聴力の検査、胸部エックス線検査、血圧の測定など、法定の項目について、健康診断を行うことが義務付けられている。

特に近年において生活習慣病を有する労働者が増加している実態を踏まえ、健康診断項目として貧血検査、肝機能検査、血中脂質検査、血糖検査、尿検査、心電図検査等を含めて実施されている。

イ 特殊健康診断

有機溶剤や鉛等の有害物にばく露されるような環境のもとで業務に従事する労働者に対しては、その業務の有害要因に着目した特別の項目についての健康診断を、当該業務への配置替えの際および定期的に、実施することが義務付けられている。

なお、チェーンソー使用による身体に著しい振動を与える業務またはチェーンソー以外の振動工具（削岩機、チッピングハンマー等）の取扱い業務に従事する労働者に対する特殊健康診断の実施については、通達をもって示されている。

ウ 健康診断の事後措置等

健康診断の結果、労働者の健康を保持するために必要があると認められるときは、その労働者の実情を考慮して、就業場所の変更、作業の転換、労働時間の短縮など

の措置を講ずるほか、作業環境測定の実施、施設設備の設置・整備などの適切な措置を講じなければならないことになっている。

また、脳血管疾患および虚血性心疾患等の発症が長時間労働との関連性が強いとされる医学的知見を踏まえ、これらの疾患の発症を予防するため、事業者は長時間労働を行う労働者に対して医師による面接指導を行わせなければならないことになっている。

エ　メンタルヘルスケアとストレスチェック

近年、職業生活等に関して強い不安やストレスを感じる労働者の割合が増加しており、さらに業務による心理的負荷を原因として精神障害を発症し、あるいは当該精神障害により自殺に至る事案が相当程度発生するなど、メンタルヘルス対策に関する一層の取組みが重要な課題となっている。そこで、安衛法に基づく指針として「労働者の心の健康の保持増進のための指針」が公表されており、この指針に基づく各事業場の取組みが求められている。

また、労働者本人のストレスへの気づき、対処の支援および職場環境の改善により、労働者のメンタルヘルス不調を未然に防ぐために、事業者は、労働者に対し、医師、保健師等による「心理的な負担の程度を把握するための検査」（ストレスチェック）を1年以内に1回実施しなければならないことになっている。

検査の結果、一定の要件に該当する高ストレスの労働者から申出があった場合、医師による面接指導を実施し、さらに面接指導の結果に基づき、医師の意見を聴き、必要に応じ就業上の措置を講じることが事業者の義務となる。

オ　健康保持増進措置

本格的な高齢化社会の到来により、高年齢労働者が増加していることなどを踏まえ、労働生活の全期間を通じて継続的かつ計画的に心身両面にわたる積極的な健康の保持増進を目指す必要があることから、労働者の自助努力とともに事業者の行う健康の保持増進のための措置が適切に実施されるための指針が示されている。

(8) 快適な職場環境の形成の措置

労働者がその1日の多くを過ごす職場について、騒音、臭気、室温、照明などについてストレスや疲労を感じることが少なく、快適性の高い職場であることは、職場のモラールの向上、労働災害の防止、健康障害の防止が期待できるだけでなく、事業活動の活性化にも良い影響を及ぼす。

そこで安衛法では、快適な職場環境の形成について事業者が講ずる措置に関し規定

するとともに、国は快適な職場環境の形成のための指針を公表することを定めている。

(9) 計画の届出・罰則等
ア　計画の届出
　機械等で危険・有害な作業を必要とするもので一定のものを設置、移転、変更するときは、事前に設置等を行おうとする者が所轄労働基準監督署長にその計画の届出をする必要がある。

　ただし、労働安全衛生マネジメントシステム導入について、所轄労働基準監督署長の認定を受けた事業場は計画の一部が届出免除となる。

　また、一定の建設工事の開始に当たって、事前に所轄労働基準監督署長に計画を届け出るか、工事規模によっては厚生労働大臣に届け出る必要がある。

イ　罰則
　安衛法は、この法律の実効性を確保し厳正な運用を維持するため、違反に対する罰則の規定を設けている。

　また、同法は法人または個人の事業の業務に関して違反行為を実行した者を罰するほか、各条の措置義務者となっている事業者（法人または個人）に対しても各本条に定める罰金刑を科すことを定めている。

4-2 振動工具の取扱い業務に係る振動障害予防対策指針（チェーンソー以外）

平成 21 年 7 月 10 日基発 0710 第 2 号

項目	内容
1 対象業務の範囲	この指針は、次の業務を対象とする。 (1) ピストンによる打撃機構を有する工具を取り扱う業務 (2) エンジンカッター等の内燃機関を内蔵する工具で、可搬式のもの（チェーンソーを除く。）を取り扱う業務 (3) 携帯用の皮はぎ機等の回転工具を取り扱う業務（(5) の業務を除く。） (4) 携帯用のタイタンパー等の振動体内蔵工具を取り扱う業務 (5) 携帯用研削盤、スイング研削盤その他手で保持し、又は支えて操作する型式の研削盤（使用する研削といしの直径（製造時におけるものをいう。以下同じ。）が150mmを超えるものに限る。）を取り扱う業務（金属、石材等を研削し、又は切断する業務に限る。） (6) 卓上用研削盤又は床上用研削盤（使用するといしの直径が150mmを超えるものに限る。）を取り扱う業務（鋳物のばりとり又は溶接部のはつりをする業務に限る。） (7) 締付工具を取り扱う業務 (8) 往復動工具を取り扱う業務 【具体的な振動工具】 (1) ピストンによる打撃機構を有する工具（①さく岩機、②チッピングハンマー、③リベッティングハンマー、④コーキングハンマー、⑤ハンドハンマー、⑥ベビーハンマー、⑦コンクリートブレーカー、⑧スケーリングハンマー、⑨サンドランマー、⑩ピックハンマー、⑪多針タガネ、⑫オートケレン、⑬電動ハンマー） (2) 内燃機関を内蔵する工具（可搬式のもの）（①エンジンカッター、②ブッシュクリーナー） (3) 携帯用皮はぎ機等の回転工具（(5) を除く。）（①携帯用皮はぎ機、②サンダー、③バイブレーションドリル） (4) 携帯用タイタンパー等の振動体内蔵工具（①携帯用タイタンパー、②コンクリートバイブレーター） (5) 携帯用研削盤、スイング研削盤その他手で保持し、又は支えて操作する型式の研削盤（使用する研削といしの直径が150mmを超えるものに限る。） (6) 卓上用研削盤又は床上用研削盤（使用するといしの直径が150mmを超えるものに限る。） (7) 締付工具（①インパクトレンチ） (8) 往復動工具（①バイブレーションシャー、②ジグソー）

(1) 上記1の (1) から (8) まで ((6) を除く。) に掲げる業務に用いられる工具を使用する際は、次の要件に適合しているものを選定すること。

ア　振動
  (ｱ)　振動ができるだけ小さいものであること。
  (ｲ)　使用に伴って作用点から発生する振動が、発生部分以外の部分へ伝達しにくいものであること。
  (ｳ)　次の要件に適合するハンドル又はレバー（以下「ハンドル等」という。）が取り付けられているものであること。
    a　そのハンドル等のみを保持して作業を行うことができるものであること。
    b　適正な角度に取り付けられており、通常の使用状態で手指及び手首に無理な力をかける必要がないものであること。
    c　工具の重心に対し、適正な位置に取り付けられているものであること。
    d　防振ゴム等の防振材料を介して工具に取り付けられているものであることが望ましいこと。
    e　にぎり部は、作業者の手の大きさ等に応じたものであること。
    f　にぎり部は、厚手で軟質のゴム等の防振材料で覆われているものであることが望ましいこと。

イ　重量等
  (ｱ)　エンジンカッター、携帯用研削盤その他手で保持し、かつ、その重量を身体で支えながら使用する振動工具については、軽量のものであること。
  (ｲ)　作業に必要とする大部分の推力が機械力又はその自重で得られるものであること。
  (ｳ)　エアーホース又はコードは、適正な位置及び角度に取り付けられているものであること。
    なお、エアーホースの取付部は、自在型のものであることが望ましいこと。

ウ　騒音
  圧縮空気を動力源とし、又は内燃機関を内蔵する振動工具については、吸排気に伴って発生する騒音を軽減するためのマフラーが装着されているものであること。

エ　排気の方向
  圧縮空気を動力源とし、又は内燃機関を内蔵する振動工具は、作業者が直接マフラーからの排気にさらされないものであること。

(2) 上記1の (6) に規定する振動工具を使用しようとするときは、振動加速度ができるだけ小さいものとするとともに、加工の方法、被加工物の大きさ等に適合している支持台（ワークレスト）が取り付けられているものを選定すること。

※ 左側縦書き見出し：2　工具の選定基準

3 振動作業の作業時間の管理

(1) 振動業務とこれ以外の業務を組み合わせて、振動業務に従事しない日を設けるように努めること。

(2) 使用する振動工具の「周波数補正振動加速度実効値の3軸合成値」を、振動工具への表示、取扱説明書、製造者等のホームページ等により把握し、当該値及び1日当たりの振動ばく露時間から、次式、別紙の表※等により日振動ばく露量 A(8) を求め、次の措置を講ずること。

$$日振動ばく露量\ A(8) = a \times \sqrt{\frac{T}{8}}\ [m/s^2]$$

（a [m/s²] は周波数補正振動加速度実効値の3軸合成値、T [時間] は1日の振動ばく露時間）

ア 日振動ばく露量 A(8) が、日振動ばく露限界値（5.0m/s²）を超えることがないよう振動ばく露時間の抑制、低振動の振動工具の選定等を行うこと。

イ 日振動ばく露量 A(8) が、日振動ばく露限界値（5.0m/s²）を超えない場合であっても日振動ばく露対策値（2.5m/s²）を超える場合には振動ばく露時間の抑制、低振動の振動工具の選定等の対策に努めること。

ウ 日振動ばく露限界値（5.0m/s²）に対応した1日の振動ばく露時間（以下「振動ばく露限界時間」T_L という。）を次式、別紙の表※等により算出し、これが2時間を超える場合には、当面、1日の振動ばく露時間を2時間以下とすること。

$$振動ばく露限界時間\ T_L = \frac{200}{a^2}\ [時間]$$

（a [m/s²] は周波数補正振動加速度実効値の3軸合成値）

ただし、振動工具の点検・整備を、製造者又は輸入者が取扱説明書等で示した時期及び方法により実施するとともに、使用する個々の振動工具の「周波数補正振動加速度実効値の3軸合成値」a を、点検・整備の前後を含めて測定・算出している場合において、振動ばく露限界時間が当該測定・算出値の最大値に対応したものとなるときは、この限りでないこと。

なお、この場合であっても1日のばく露時間を4時間以下とすることが望ましいこと。

エ 使用する振動工具の「周波数補正振動加速度実効値の3軸合成値」が把握できないものは、類似の振動工具の「周波数補正振動加速度実効値の3軸合成値」a_{hv} を参考に振動ばく露限界時間を算出し、これが2時間を超える場合には、1日の振動ばく露時間を2時間以下のできる限り短時間とすること。

(3) 作業の性格上、同一の作業者が同一現場で連続して作業を行うことが不可欠である場合

※編注：別紙の表（「日振動ばく露量 A(8) の対数表」）は18頁を参照のこと。

でかつ日振動ばく露量が 5.0m/s^2 を超える場合には、1週間の作業の計画を作成した上で、振動ばく露を1日8時間5日（週40時間）として算出し、日振動ばく露量 $A(8)$ を 5.0m/s^2 以下とする1日のばく露許容時間としてもやむを得ないこと。

(4) 事業者は、作業開始前に、(2) ウ及びエに基づき使用する振動工具の1日当たりの振動ばく露限界時間から、1日当たりの振動ばく露時間を定め、これに基づき、具体的な振動工具を用いた作業の計画を作成し、書面等により労働者に示すこと。

　なお、事業者は、同一労働者が1日に複数の振動工具（チェーンソーを含む。）を使用する場合には、個々の振動工具（チェーンソーを含む。）ごとの「周波数補正振動加速度実効値の3軸合成値」等から、次式により当該労働者の日振動ばく露量 $A(8)$ を求めること。

$$a_{hv(rms)} = \sqrt{\frac{1}{T_v}\sum_{i=1}^{n}(a^2_{hv(rms)i}T_i)}\ [\text{m/s}^2]$$

日振動ばく露量 $A(8) = a_{hv(rms)}\sqrt{\frac{T_v}{8}}\ [\text{m/s}^2]$

　　　（$a_{hv(rms)i}$ はi番目の作業の3軸合成値、T_i はi番目の作業のばく露時間、nは作業の合計数、T_v はn個の作業の合計ばく露時間）

(5) 上記1の(1)に掲げる業務のうち、金属又は岩石のはつり、かしめ、切断、鋲打及び削孔の業務については、一連続の振動ばく露時間の最大は、おおむね10分以内とし、一連続作業の後5分以上の休止時間を設けること。また、作業の性質上、ハンドル等を強く握る場合又は工具を強く押さえる場合には、一連続の振動ばく露時間を短縮し、かつ、休止時間の延長を図ること。

(6) 上記1の(2)から(8)までの業務について、一連続の振動ばく露時間の最大は、おおむね30分以内とし、一連続作業の後5分以上の休止時間を設けること。

4 工具の操作時の措置	(1) 工具の操作方法 ア　ハンドル等以外の部分は、持たないこと。 イ　ハンドル等は、過度に強く握らず、かつ、強く押さないこと。 ウ　さく岩機等により削孔、掘さく、はつり等を行うとき（特に、削孔の開始時）は、たがねを手で保持しないこと。 　なお、作業の性質上、たがねを固定する必要がある場合は、適切な補助具を用いること。 　また、下向きの削孔、掘さく等を行うときは、軽くひじを曲げできるだけ力を抜いて工具を保持するようにすること。

	(2) 作業方法 　ア　ハンドル等を過度に強く握る作業方法、手首に強く力を入れる作業方法、腕を強く曲げて工具の重量を支える作業方法等の筋の緊張を持続させるような作業方法は避けること。 　イ　肩、腹、腰等手以外の部分で工具を押す等工具の振動が直接身体に伝わる作業方法は、避けること。 　ウ　振動工具を使用する労働者が、当該振動工具の排気を直接吸い込むおそれのある作業方法は、避けること。 (3) 振動工具の支持 　　振動工具の重量を手で支えて使用する工具は、できる限りアーム、支持台、スプリングバランサー、カウンターウエイト等により支持すること。 (4) 被加工物の支持について 　　上記1の(6)に掲げる業務を行うときは、できる限り被加工物をワークレストで支えて研削すること。
5　たがね等の選定及び管理	たがね、カッター等は、加工の目的、被加工物の性状等に適合したものを選定し、かつ、適切に整備されたものを使用すること。 なお、適切な整備のためには、集中的な管理が望ましいこと。
6　圧縮空気系統に係る措置	(1) 送気圧を示す圧力計をホースの分岐部付近に取り付け、定められた空気圧の範囲内で振動工具を使用すること。 (2) 配管に、適切なドレン抜きを取り付け、必要に応じて圧縮空気のドレンを排出すること。
7　点検・整備	(1) 振動工具を製造者又は輸入者が取扱説明書等で示した時期及び方法により定期的に点検・整備し、常に最良の状態に保つようにすること。 (2) 振動工具を有する事業場については「振動工具管理責任者」を選任し、振動工具の点検・整備状況を定期的に確認するとともに、その状況を記録すること。
8　作業標準の設定	振動工具の取扱い及び整備の方法並びに作業の方法について、適正な作業標準を具体的に定めること。

9　施設の整備	(1) 休憩設備等 　ア　屋内作業の場合には、適切な暖房設備を有する休憩室を設けること。 　イ　屋外作業の場合には、有効に利用することができる休憩の設備を設け、かつ、暖房の措置を講ずること。 　ウ　手洗等のため温水を供給する措置を講ずることが望ましいこと。 (2) 衣服等の乾燥設備 　湧水のある坑内等において衣服が濡れる作業を行う場合には、衣服を乾燥するための設備の設置等の措置を講ずること。
10　保護具の支給及び使用	(1) 防振保護具 　軟質の厚い防振手袋等を支給し、作業者に使用させること。 (2) 防音保護具 　90dB（A）以上の騒音を伴う作業の場合には、作業者に耳栓又は耳覆いを支給し、使用させること。
11　体操の実施	作業開始時及び作業終了後に手、腕、肩、腰等の運動を主体とした体操を行うこと。なお、体操は、作業中も随時行うことが望ましいこと。
12　健康診断の実施及びその結果に基づく措置	(1) 健康診断の実施

<table>
<tr><td colspan="2">検　査　項　目</td></tr>
<tr><td>第1次健康診断</td><td>第2次健康診断</td></tr>
<tr><td>1　職歴等の調査
1) 使用工具の種類等
　工具の種類、型式及び振動に関する仕様（毎分ストローク数、ピストンのストローク、研削といしの直径、毎分回転数、出力、重量、防振装置の有無等）
2) 作業の状況
　イ　作業方法の具体的内容
　ロ　経験年数及び取扱い時間（1連続取扱い時間、最近1月間における1日の最長取扱い時間及び平均取扱い時間並びに1月の取扱い日数等）
3) その他
　保護具の使用状況、職場の温熱環境等
2　問診
1) 手指のレイノー現象、手指のこわばり、しびれ・いたみ等の異常、上肢のいたみ・しび</td><td>1　末梢循環機能検査
　常温及び冷却負荷における手指の爪圧迫テスト及び皮膚温
2　末梢神経機能検査
　常温及び冷却負荷における手指等の痛覚及び振動覚
3　筋力検査
1) 5回法又は60％法による維持握力
2) つまみ力

　以上の結果、医師が特に必要と認めた者については、次の項目のうち医師が必要と認める事項を行う。
1　末梢循環機能検査
　常温又は冷却負荷における指尖容積脈波
2　末梢神経機能検査</td></tr>
</table>

れ等の異常、手指、上肢の触覚・温冷覚・痛覚等の感覚の異常、手指、上肢等の筋力及び運動機能の異常その他の症状の有無・程度・範囲等 2) 不眠・めまい・頭痛等の症状の有無 3) 既往症の有無 3 視診、触診 　爪の異常、指及び手の皮ふ・骨又は関節の異常、上肢の運動機能の異常及び骨又は関節の異常並びに運動痛、筋萎縮、筋、神経そうの圧痛等並びに触覚、腱反射の異常等 4 握力検査 5 血圧検査 6 末梢循環機能検査 　常温における手指の爪圧迫テスト及び皮膚温 7 末梢神経機能検査 　常温における手指等の痛覚及び振動覚 注）1 以上の結果、振動によると思われる症状が認められ、かつ、医師が必要と認めるものについて第2次健康診断を行うこと（なお、第1次健康診断に引き続いて実施することが望ましい。）。 　　2 雇入れの際、当核業務への配置替えの際及び6月以内（対象業務 (1) 以外については1年（冬期））ごとに1回（うち1回は冬期）定期に医師により行うこと。	常温又は冷却負荷における手指の温痛覚及び冷痛覚 3 筋運動検査 　タッピング 4 心電図又は負荷心電図 5 手関節又は肘関節のエックス線検査 　各種症状の状況、前回の健康診断の所見等よりみて、特にこの検査が必要とされる場合に限る。

(2) 健康診断結果に基づく措置

　事業者は、振動工具取扱い業務に係る健康診断の結果に基づき、適正な管理を行うこと。

1 健康管理の区分

　健康診断の結果に基づき、作業者の健康管理区分を次のように区分する。

　　管理A

　　　問診、視診、触診において振動の影響とみられる自・他覚症状が認められないか、又は認められても一時的であり、かつ、末梢循環機能検査、末梢神経機能検査及び筋力、筋運動検査等の所見（以下「検査所見」という。）もおおむね正常の範囲にあり、振動ばく露歴に係る調査結果（以下「調査結果」という。）と併せ、総合的にみて振動による障害がほとんどないと認められるもの。

管理B
① 問診、視診、触診において振動の影響とみられる各種の自・他覚症状が認められ、かつ、第1次健康診断及び第2次健康診断の検査所見において正常の範囲を明らかにこえ又は下回るものがいくつか認められ、調査結果と併せ総合的にみて振動による障害を受け又はその疑いがあると認められるが療養を要する程度ではないと認められるもの。
② 管理Cに該当していたが、その後軽快して療養を必要としなくなったと認められるもの。

管理C
振動による影響とみられるレイノー現象、しびれ、痛み、こわばり、その他の自・他覚症状があり、かつ、問診、視診、触診の所見及び検査所見並びに調査結果と併せ総合的にみて振動による障害が明らかであって、療養を必要とすると認められるもの。

(注)
1 健康診断と健康管理区分との関係については、参考の図を参照すること。
2 管理区分Cの判断に当っては、振動障害の業務上外の認定基準(昭和52年5月28日基発第307号)を参考にすること。

(3) 健康管理区分に基づく事後措置

管理Aの者
1～11に示す対策に従って振動工具を取り扱う業務に従事して差し支えないこと。

管理Bの者
ア 経過を観察しつつ次の基準に従って振動工具を取り扱う業務に従事して差し支えないこと。
① 作業の組み合せを変える等により、1日の取扱い時間を3に示すところよりも少なくすること又は1週若しくは1月の取扱い日数を健康診断を受ける前より少なくすることにより、振動へのばく露を少なくすること。
この場合において、その程度は振動によって受けた影響及び使用する振動工具の振動の程度に応じて定めること。
② 1～11に示す対策を一層強化すること。
③ ①②の措置を講じた後において自・他覚症状の悪化があった場合には、振動工具の取り扱いを一時中止し、又は健康診断を受けること。
イ 管理Cに該当していたが、軽快して療養の必要がなくなった者については、その後医師の指示があるまでの間は、振動業務に従事することは避けること。

なお、第1次健康診断の結果、第2次健康診断を要すると認められた者については、管理区分の決定までの間、管理Bに準じ管理を行うこと。

管理Cの者

ア　振動工具の取扱い業務に従事することは避けること。

イ　医師の指示により必要な療養を受けること。

(4) 配置時の措置等

ア　高年令の者は、一般に振動業務への適応性が小さいとも考えられるので、振動工具の取扱い業務に新たに就かせることは、望ましくないと考えられること。

また、現に振動工具取扱い業務に従事している高年令者については、振動工具の操作時間の短縮を考慮することが望ましいこと。

イ　末梢循環障害、心臓疾患、重度の高血圧、中枢神経系及び末梢神経系の障害、重度の運動障害のある者は、振動工具の取扱い業務に就かせることは好ましくないと考えられること。

(参考) 健康管理系統図

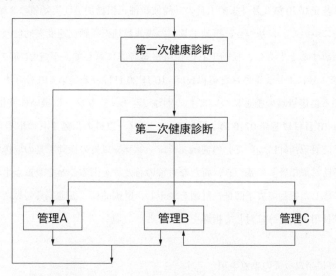

(注) 予防のための措置が適切に講じられていなかった場合、第1次健康診断により明らかに管理Cに該当する症状を呈する者が発見されることもありうる。

| 13 安全衛生教育の実施 | 作業者を新たに振動業務に就かせ、又は作業者の取り扱う振動工具の種類を変更したときは、当該作業者に対し、振動が人体に与える影響、日振動ばく露量A(8)に基づく振動ばく露限界時間等の工具の適正な取扱い及び管理方法についての教育を行うこと。 |

4-3　振動障害総合対策要綱

平成21年7月10日基発0710第5号

第一　振動障害予防対策の推進について

1　基本的な考え方

　振動障害予防対策については、これまで、振動の周波数、振動の強さに関わりなく、振動工具の操作時間を原則として1日2時間以下とすること等の措置を講じてきたが、国際標準化機構（ISO）等の動向を踏まえて、周波数補正振動加速度実効値の3軸合成値及び振動ばく露時間で規定される1日8時間の等価振動加速度実効値（日振動ばく露量A(8)）の考え方等に基づく振動障害予防対策の普及等を図ることが必要である。

　各労働局においては、以下に示す事項に留意しつつ、各労働局の実情等を考慮し、重点対策の絞り込みや行政手法に工夫を凝らすなど、効果的な振動障害予防対策を推進すること。

2　振動障害予防推進計画の策定

　各労働局においては、振動工具の製造事業者、輸入事業者等に対して、平成21年7月10日付け基発0710第3号「振動工具の「周波数補正振動加速度実効値の3軸合成値」の測定、表示等について」に基づき、振動工具への周波数補正振動加速度実効値の3軸合成値の表示等を指導するとともに、振動工具の使用事業者等に対して、平成21年7月10日付け基発0710第1号により改正された昭和50年10月20日付け基発第610号「チェンソー取扱い業務に係る健康管理の推進について」の別添2「チェーンソー取扱い作業指針」及び平成21年7月10日付け基発0710第2号「チェーンソー以外の振動工具の取扱い業務に係る振動障害予防対策指針について」の別紙「チェーンソー以外の振動工具の取扱い業務に係る振動障害予防対策指針」に基づき、新たな対策の普及等を図ることを最重点事項として、管内の状況に応じた振動障害予防推進計画を策定し、計画的に、振動工具の製造事業者、輸入事業者及び使用事業者等に対して指導を行うこと。

3　指導に当たっての重点事項

　事業場に対する指導に当たっては、次に掲げる事項を中心に、効果的な指導に努めること。

(1) 予防対策指針等の普及徹底

　「チェーンソー取扱い作業指針」及び「チェーンソー以外の振動工具の取扱い業務に係る振動障害予防対策指針」に掲げる作業管理、健康管理等について周知、徹底を図ること。

　指導に当たっては、周波数補正振動加速度実効値の3軸合成値及び振動ばく露時間で規定される日振動ばく露量A(8)の考え方に基づく対策を最重点に行うこと。

　また、振動工具の点検・整備の状況によっては振動レベルが大きく変動することから、

当該工具の点検・整備の実施に係る指導並びに健康診断及びその結果に基づく措置が重要な役割を担っていること等から、昭和50年10月20日付け基発第609号「振動工具の取扱い業務に係る特殊健康診断の実施手技について」に基づく特殊健康診断の実施等に係る指導も重点的に行うこと。

　なお、振動工具の使用事業場における実施状況の把握等においては、別紙2（編注：略）及び別紙3の自主点検表を活用すること。

(2) 振動工具管理責任者の選任及び振動工具の点検・整備の励行

　振動工具の状況等について定期的に点検等を行い、振動工具を良好な状態で管理することを職務とする「振動工具管理責任者」を、次により、各事業場ごとに選任し、当該職務の徹底を図らせること。

　ア　振動工具を使用する事業場については、「振動工具管理責任者」を選任すること。特に、振動工具を5台以上有する事業場に対しては重点的に指導すること。

　イ　「振動工具管理責任者」は振動工具の取扱い、構造等に習熟した者の中から選任すること。

　ウ　「振動工具管理責任者」は振動工具台帳を作成し、ⅰ）振動工具の購入年月日、ⅱ）振動工具の周波数補正振動加速度実効値の3軸合成値、ⅲ）毎日の点検結果等を記載すること。

　エ　「振動工具管理責任者」の氏名及びその職務を事業場の見やすい箇所に掲示し周知すること。

(3) 安全衛生推進者等の選任及び職務の徹底

　衛生管理者、安全衛生推進者等の選任及び職務の徹底を図らせること。

(4) 健康管理の充実

　ア　事業者が、振動工具の取扱い業務に係る特殊健康診断を実施するよう指導すること。この場合、定期の特殊健康診断のみならず雇入れ時又は配置換えの際の特殊健康診断も実施されるよう留意すること。

　イ　特殊健康診断の結果に基づく事後措置の徹底を図るよう指導すること。特に、健康診断の結果が、昭和50年10月20日付け基発第610号「チエンソー取扱い業務に係る健康管理の推進について」の別添「チエンソー取扱い業務に係る健康管理指針」等に基づく健康管理区分「管理B」である労働者については、振動へのばく露を少なくするよう低振動の振動工具の使用、振動ばく露時間の短縮等に配慮すること。

(5) 振動工具取扱作業者等に対する安全衛生教育の徹底

　ア　日振動ばく露量$A(8)$の考え方に基づく対策も含めて、チェーンソー取扱い作業者に対する労働安全衛生法（昭和47年法律第57号）に基づく特別の教育及び平成4

年4月23日付け基発第260号「チェーンソーを用いて行う伐木等の業務(労働安全衛生規則第36条第8号の業務のうちチェーンソーを用いて行うもの及び同条第8号の2の業務)従事者安全衛生教育について」に基づく教育の実施を徹底させること。

　イ　チェーンソー以外の振動工具取扱作業者に対して、日振動ばく露量A(8)の考え方に基づく対策も含めて、昭和58年5月20日付け基発第258号「チェーンソー以外の振動工具取扱作業者に対する安全衛生教育の推進について」に基づく教育を行うよう指導すること。

　ウ　建設業において、関係請負人が労働者に対し、いわゆる新規入場者教育を行う場合には、日振動ばく露量A(8)の考え方に基づく対策も含めた振動障害予防に係る教育も併せて行うよう指導すること。

4　対策の推進に当たっての留意事項

振動障害予防対策の円滑な推進を図るため、次の事項に留意すること。

(1) 対象事業場の把握及び好事例の収集等資料の整備

対象事業場及び作業実態等の把握に努め、好事例等の資料の整備を図ること。

(2) 事業場に対する指導

指導においては、振動障害予防に係るパンフレットを活用するなど、その効果的な実施を図ること。

(3) 労働災害防止団体等に対する指導・援助

労働災害防止団体及び事業者団体に対し、引き続き本要綱に基づく振動障害予防対策の推進について指導するとともに、適宜、振動障害予防に関する講習会、研究会の開催等について指導・援助を行うこと。

(4) 製造事業者団体等に対する指導

本省においては、振動工具の製造事業者団体等に対し、製造事業者等による振動工具への表示等について指導するものとすること。

また、これらの振動工具の製造事業者及び輸入事業者等に対しても、同様の指導を行うものとすること。

(5) 行政施策の活用等

　ア　林業巡回特殊健康診断は、健康診断実施の定着化を図る上で有効な手段であることに留意し、この効果的な活用を図ること。

　イ　林業については、林業チェーンソー取扱労働者健診促進システムを活用し、特殊健康診断未受診者及びその事業者に対する受診勧奨の徹底を図ること。

　ウ　特別教育に加えて、チェーンソーを用いて行う伐木等の業務に従事している者に対

	しては、「危険又は有害な業務に現に就いている者に対する安全衛生教育に関する指針の公示について」に基づき教育を行うこと。 エ　林業については、改正された「チェーンソー取扱い作業指針」の普及等に資するため、平成元年 10 月 27 日付け基発第 582 号「チェーンソー取扱作業指導員について」に基づくチェーンソー取扱作業指導員に対し、周波数補正振動加速度実効値の 3 軸合成値及び振動ばく露時間で規定される 1 日 8 時間の等価振動加速度実効値（日振動ばく露量 A(8)）の考え方等に基づく対策等を研修の上、当該指導員の効果的な活用を図ること。 (6) 関係行政機関との連携 　ア　林業については、日振動ばく露量 A(8) の考え方に基づく振動障害予防対策の推進のための協力要請を行うなど、農林水産省林野庁森林管理局・森林管理署と連携を図ること。 　イ　建設業については、発注機関連絡会議等の効果的な活用により、日振動ばく露量 A(8) の考え方に基づく振動障害予防対策の推進について理解と協力を求めること。 　ウ　本省においては、農林水産省、国土交通省、経済産業省に対して日振動ばく露量 A(8) の考え方に基づく振動障害予防対策の推進のための協力要請を行うなど、関係省庁との連携を図るものとすること。
第二　補償対策について	1　業務上外の認定 　振動障害の業務上外の認定については、迅速かつ適正な認定に努めること。 　このため、昭和 52 年 5 月 28 日付け基発第 307 号「振動障害の認定基準について」によるほか、特に次の点に留意すること。 (1) 保険給付の請求に係る労働者等の既往歴、作業従事歴等を十分把握すること。また、必要に応じ、主治医その他専門医の意見を十分聴くこと。 (2) 既往歴に振動障害の類似疾患が認められる場合、振動業務への従事期間が前記通達の基準に満たない場合及び振動業務を離脱した後相当期間を経過して発症した場合等については、必要に応じ鑑別診断を受けさせること。 2　療養 　振動障害の療養については、「振動障害の治療指針」（昭和 61 年 10 月 9 日付け基発第 585 号）を活用し、振動障害療養者がより適切な治療を受けることができるよう努めること。

	3　保険給付 　振動障害に係る保険給付については、平成8年1月25日付け基発第35号「振動障害に係る保険給付の適正化について」等に基づき、個々の振動障害療養者の症状を的確に把握する等により、適正な給付に努めること。 　なお、就労の機会の有無と休業補償給付の支給要件とは別個の事柄であって、労働者災害補償保険法（昭和22年法律第50号）上、就労の機会が確保されていないことを理由として、療養上休業の必要性がなくなった者について休業補償給付を継続して支給することはできないことについて、主治医等に対して十分周知し、給付の適正を期すること。
第三　社会復帰対策の推進について	振動障害者の社会復帰については、「被災労働者の社会復帰対策要綱」（平成5年3月22日付け基発第172号「被災労働者の社会復帰対策の推進について」）及び平成8年5月11日付け基発第311号「振動障害者に係る社会復帰援護制度の拡充等について」に基づき次の対策を推進すること。 1　社会復帰指導の実施 　振動障害者のうち、療養を継続しながら就労することが可能と医師が認める者であって、社会復帰を希望するものに対し、的確な社会復帰指導を計画的に実施すること。 2　社会復帰援護制度の積極的な周知及び活用 　振動障害者に対する社会復帰援護制度に係る各種援護金等の支給については、平成8年に制度拡充等が行われたことを踏まえ、引き続き個別の社会復帰指導時における説明、その他広報等により、振動障害者社会復帰援護金等の各種社会復帰援護制度について積極的な周知及び活用の促進に努めること。 3　関係行政機関等との連携 　地方被災労働者社会復帰促進連絡会議の活用等により、振動障害者の社会復帰について職業安定機関及び職業能力開発機関の一層の理解と協力が得られるよう努めること。特に、林業における振動障害者の社会復帰に関しては、林業振動障害者職業復帰対策協議会及び同地区協議会の活用を図ること。

4-3 振動障害総合対策要綱　　101

振動工具自主点検表（チェーンソー以外用）　　　　　　（別紙3）

事業場名		所在地	（〒　　　） （電話番号　　　　　）
労働者数（うち振動工具使用労働者数）	人（　　人）	記入者職氏名	

□に✓を付けるとともに、（ ）に記入願います。また、別紙に振動工具ごとの保有台数を記入願います。

工具の選定基準
　　低振動であるなど振動工具の選定は適切であるか。　　□ はい　　□ いいえ

振動作業の作業時間の管理
1　振動業務と振動業務以外を組み合わせて、振動業務に従事しない日を設けているか。
　　　　　　□ はい　　　　　　　　　　　□ いいえ
2　日振動ばく露量A(8)に基づく作業管理
　(1)　日振動ばく露量A(8)を算定しているか。
　　　　　　□ している　　　　　　　　　□ していない
　　※「していない」場合は、「周波数補正振動加速度実効値の3軸合成値」から日振動ばく露量A(8)を算定します。
　(2)　日振動ばく露限界値（$5.0m/s^2$）を超えないよう措置を講じているか。
　　　　　　□ 講じている　　　　　　　　□ 講じていない
　　※「講じていない」場合は、振動ばく露時間の抑制、低振動の振動工具の選定等の措置を講じます。
　(3)　日振動ばく露対策値（$2.5m/s^2$）を超えないよう対策を講じているか。
　　　　　　□ 講じている　　　　　　　　□ 講じていない
　　※「講じていない」場合は、(2)と同様の措置を実施するよう努めます。
　(4)　日振動ばく露限界値に対応する1日の振動ばく露時間（振動ばく露限界時間）が2時間を超えるか。
　　　　　　□ 2時間以下　　　　　　　　□ 2時間を超える
　　※1　「2時間以下」の場合は、2時間以下の当該時間以下の振動ばく露時間としてください。
　　※2　「2時間を超える」場合は、「2時間以下」の振動ばく露時間としてください。
　　※3　「2時間を超える」場合であっても、以下の①～③の要件の全てを満たす場合には2時間を超えることができますが、この場合でも4時間以下としてください。
　　　①　適切な整備・点検を実施している。
　　　②　使用する個々の振動工具の「周波数補正振動加速度実効値の3軸合成値」を点検・整備の前後を含めて測定・算出している。
　　　③　振動ばく露限界時間を②の測定・算出値の最大値に対応したものとしている。
　　※4　上記①～③以外の場合は、1日の振動ばく露時間を2時間以下としてください。
　(5)　「周波数補正振動加速度実効値の3軸合成値」が把握できない場合
　　　類似の振動工具の「周波数補正振動加速度実効値の3軸合成値」を参考に算出した振動ばく露限界時間が2時間を超えるか。
　　　　　　□ 2時間以下　　　　　　　　□ 2時間を超える
　　※1　「2時間を超える」場合は、2時間以下のできるだけ短時間としてください。
　　※2　作業の性格上、同一の作業者が同一現場で連続して作業を行うことが不可欠である場合でかつ日振動ばく露量が$5.0m/s^2$を超える場合には、1週間の作業の計画を作成した上で、振動ばく露を1日8時間5日（週40時間）として算出し、日振動ばく露量A(8)を$5.0m/s^2$以下とする1日の振動ばく露許容時間としてもやむを得ないこととしています。
　(6)　作業の計画を作成し、書面等により労働者に示しているか。
　　　　　　□ はい　　　　　　　　　　　□ いいえ
　(7)　1日に複数の振動工具（チェーンソーを含む。）を使用するか。
　　　　　　□ 使用しない　　　　　　　　□ 使用する
　　※「使用する」場合は、個々の振動工具（チェーンソーを含む。）ごとの「周波数補正振動加速度実効値の3軸合成値」等から日振動ばく露量A(8)を算定してください。
3　ピストンによる打撃機構を有する工具を取り扱う業務（金属又は岩石のはつり、かしめ、切断、鋲打及び削孔に限る。）について、一連続の振動ばく露時間をおおむね10分以内とし、かつ、5分以上の休止時間を設けているか。
　　　　　　□ はい　　　　　　　　　　　□ いいえ
4　3以外の工具を取り扱う業務について、一連続の振動ばく露時間を概ね30分以内とし、かつ、5分以上の休止時間を設けているか。
　　　　　　□ はい　　　　　　　　　　　□ いいえ

振動工具自主点検表（チェーンソー以外用）（つづき）

工具の操作時の措置
1 工具の操作方法
  (1) ハンドル又はレバー以外の部分は持たないようにしているか。
    □ はい　　　　□ いいえ
    ※ハンドル又はレバーは過度に握らず、かつ、強く押さないでください。
  (2) さく岩機等の作業（削孔等）について
    □ たがねを手で保持していない　　□ たがねを手で保持している
    ※1 作業の性質上、たがねを固定する必要がある場合、適切な補助具を用いてください。
    ※2 下向きの削孔、掘さく等は、軽くひじを曲げできるだけ力を抜いて工具を保持してください。
2 作業方法
  (1) 筋の緊張が持続する作業方法
    □ 避けている　　□ 避けていない
  (2) 振動が直接身体に伝わる作業方法
    □ 避けている　　□ 避けていない
  (3) 振動工具の排気を直接吸い込むおそれのある作業方法
    □ 避けている　　□ 避けていない
  (4) 振動工具の支持
    □ アーム等により支持している　　□ していない
  (5) 被加工物の支持（卓上用研削盤又は床上用研削盤を取り扱う業務に限る。）
    □ ワークレストで支持している　　□ していない

たがね、カッター等の選定及び管理
たがね、カッター等は加工の目的、被加工物の性状等に適合し、かつ、適切に整備されたものを使用しているか。
  □ はい　　　　□ いいえ

圧縮空気の空気系統に係る措置
1 圧力計をホースの分岐部付近に取付け、定められた空気圧内で使用しているか。
  □ はい　　　　□ いいえ
2 配管に、適切なドレン抜きを取り付け、必要に応じて圧縮空気のドレンを排出しているか。
  □ はい　　　　□ いいえ

点検・整備
振動工具を製造者等が取扱説明書等で示した時期・方法により定期的に点検・整備し常に最良の状態に保っているか。
  □ はい　　　　□ いいえ

振動工具管理責任者
1 選任状況　　　□ 選任している　　□ 選任していない
2 職務の実施状況　□ 実施している　　□ 実施していない
※振動工具管理責任者の職務は、振動工具の点検・整備状況の定期的な確認及びその状況の記録です。

作業標準の設定
  □ 定めている　　　□ 定めていない
※「定めていない」場合は、振動工具の取扱い及び整備の方法並びに作業の方法について、適正な作業標準を具体的に定めてください。

施設の整備
1 休憩設備等
  (1) 屋内作業における暖房のある休憩室の有無　　　□ 有　□ 無
  (2) 屋外作業における休憩設備、かつ暖房の措置の有無　□ 有　□ 無
  ※(1)、(2)のほか手洗等のための温水を供給する措置を講ずることが望ましいです。
2 衣服が濡れる作業を行なう場合の衣服を乾燥するための設備の有無　□ 有　□ 無

保護具の支給及び使用
1 防振保護具　　　　　　　　　□ 使用させている　□ 使用させていない
2 防音保護具（90dB（A）以上の作業）　□ 使用させている　□ 使用させていない
※作業者に防振保護具及び防音保護具を支給し、使用させてください。

体操の実施
  □ 実施　　　　　□ 未実施
  実施は、□ 作業開始前　□ 作業中　□ 作業終了後

特殊健康診断
1 第1次健康診断の実施者数　　（　　）人
2 第2次健康診断の実施者数　　（　　）人
3 第2次健康診断の実施者数のうち、管理B（　　）人、管理C（　　）人
4 管理B及び管理Cの者に対する事後措置の有無　　□ 有　□ 無
※事後措置について（具体的に　　　　　　　　　　　　　　　　　）

安全衛生教育の実施
  □ 実施している　　□ 実施していない
※安全衛生教育は、日振動ばく露量A(8)による作業管理等を含みます。

別紙

振動工具の名称			保有台数
①	ピストンによる打撃機構を有する工具	さく岩機	台
		チッピングハンマー	台
		リベッティングハンマー	台
		コーキングハンマー	台
		ハンドハンマー	台
		ベビーハンマー	台
		コンクリートブレーカー	台
		スケーリングハンマー	台
		サンドランマー	台
		ピックハンマー	台
		多針タガネ	台
		オートケレン	台
		電動ハンマー	台
②	内燃機関を内蔵する工具（可搬式のもの）	エンジンカッター	台
		ブッシュクリーナー	台
③	携帯用皮はぎ機等の回転工具（⑤を除く。）	携帯用皮はぎ機	台
		サンダー	台
		バイブレーションドリル	台
④	携帯用タイタンパー等の振動体内蔵工具	携帯用タイタンパー	台
		コンクリートバイブレーター	台
⑤	携帯用研削盤		台
	スイング研削盤		台
	その他手で保持し、又は支えて操作する型式の研削盤		台
⑥	卓上用研削盤		台
	床上用研削盤		台
⑦	締付工具	インパクトレンチ	台
⑧	往復動工具	バイブレーションシャー	台
		ジグソー	台

4-4 今後の振動障害予防対策の推進について

(平成25年9月19日基安労発0919第1号)

　振動障害総合対策については、平成21年7月10日付け基発0710第5号「振動障害総合対策の推進について」の別紙1「振動障害総合対策要綱(以下「要綱」という。)」(略)により示し、要綱に基づく振動障害予防対策については、平成21年7月10日付け基発0710第9号「振動障害予防対策の推進について」により、第11次労働災害防止計画の最終年度(平成24年度)までを計画期間として推進してきたところである。

　この間の取組により、振動障害予防対策に一定の進捗がみられたことから、今後の振動障害予防対策の推進については、引き続き要綱による対策を推進するとともに、下記によることとしたので、その効果的な推進に遺憾なきを期されたい。

記

1　今後の振動障害予防推進計画の策定等について要綱の第1の2の振動障害予防推進計画の策定については、平成25年2月13日付け基安発0213第1号「安全衛生業務の推進について」の記の5(4)のとおり、各局の対策の実施・普及状況等により必要に応じて策定するものとして差し支えないが、策定の有無にかかわらず、いわゆる後戻りがないよう取り組むこと。

　なお、要綱で定める事項の更なる普及徹底が振動障害予防対策に資すると考えられるため、今後とも機会を捉えて周知・指導を行うこと。

2　指導に当たっての留意事項について
　(1)　振動障害予防対策に係る危険性又は有害性等の調査等の推進について
　「危険性又は有害性等の調査等に関する指針」(平成18年3月10日付け危険性又は有害性等の調査等に関する指針公示第1号)の9(3)には「振動障害等の物理因子の有害性によるもの」が規定されていることから、使用事業者に対し、人体に有害な作用を及ぼすおそれのある振動工具を取扱う作業については、労働安全衛生法第28条の2に基づき、危険又は有害性等の調査及び必要な措置を講じるよう、周知・指導を行うこと。
　(2)　振動工具に係る危険性情報等の通知の推進について
　上記2(1)の対策を使用事業者に講じさせるためには、「周波数補正振動加速度実効値の3軸合成値」を使用事業者に通知することが重要であることから、振動工具の製造事業者及び輸入事業者等に対し、「機械譲渡者等が行う機械に関する危険性等の通知の促進に関する指針」(平成24年厚生

労働省告示第132号）に基づき、使用事業者に対し、その必要な情報の通知を行うよう周知・指導を行うこと。

　この場合、平成21年7月10日付け基発0710第3号『振動工具の「周波数補正振動加速度実効値の3軸合成値」の測定、表示等について』の記の2及び3に留意すること。

　(3) 振動工具の適切な点検・整備等について

　平成22年度及び23年度に実施した厚生労働省委託調査研究の「適切な振動工具の点検・整備、測定に関する調査研究報告書」によると、適切な振動工具の整備を怠ると「周波数補正振動加速度実効値の3軸合成値」が増大したり、振動ばく露時間が延びたりすることにより、日振動ばく露量$A(8)$の値が大きくなることが報告されている。

　従って、使用事業者に、要綱の第1の3(2)で定める「振動工具管理責任者」の選任及び振動工具の点検・整備の実施を徹底させるとともに、適切な作業手順の作成をはじめとした作業管理を実施させるよう、周知・指導を行うこと。

　なお、振動ばく露時間の算出に関し、使用事業者において随時「周波数補正振動加速度実効値の3軸合成値」が計測でき、的確に日振動ばく露量$A(8)$が把握できる場合は、平成21年7月10日付け基発0710第1号「チェーンソー取扱い作業指針について」の別紙「チェーンソー取扱い作業指針」の第1の3(2)ウのただし書き及び平成21年7月10日付け基発0710第2号「チェーンソー以外の振動工具の取扱い業務に係る振動障害予防対策指針について」の別紙「チェーンソー以外の振動工具の取扱い業務に係る振動障害予防対策指針」第1の3(2)ウのただし書きの場合に該当し、当該計測値を用いて1日の振動ばく露限界時間T_Lを算出できるものであること。ただし、この場合であっても1日のばく露時間を4時間以下とすることが望ましいこと。

4-5 振動工具取扱作業者等に対する安全衛生教育の推進について（抄）

事務連絡
平成 21 年 7 月 10 日

　標記については、昭和 58 年 5 月 20 日付け基発第 258 号「チェーンソー以外の振動工具取扱作業者に対する安全衛生教育の推進について」（以下「258 号通達」という。）、昭和 60 年 3 月 18 日付け基発第 141 号「造林作業の作業指揮者等に対する安全衛生教育について」（以下「141 号通達」という。）、平成 4 年 4 月 23 日付け基発第 260 号「チェーンソーを用いて行う伐木等の業務（労働安全衛生規則第 36 条第 8 号の業務のうちチェーンソーを用いて行うもの及び同条第 8 号の 2 の業務）従事者安全衛生教育について」（以下「260 号通達」という。）及び平成 12 年 2 月 16 日付け基発第 66 号「刈払機取扱作業者に対する安全衛生教育について」（以下「66 号通達」という。）により推進しているところであるが、今般、平成 21 年 7 月 10 日付け基発 0710 第 1 号による「チェーンソー取扱い作業指針」及び同日付け基発 0710 第 2 号による「チェーンソー以外の振動工具の取扱い業務に係る振動障害予防対策指針」の改正等に伴い、下記の教育カリキュラムにおける教育内容についても、上記指針で示された周波数補正振動加速度実効値の 3 軸合成値及び振動ばく露時間で規定される 1 日 8 時間の等価振動加速度実効値（日振動ばく露量 A(8)）等に基づく振動障害予防対策を盛り込むことが必要である。

　ついては、上記教育を実施する事業者又は安全衛生団体等に対する周知、指導等に遺憾なきを期されたい。

記

1　258 号通達の別添「チェーンソー以外の振動工具取扱作業者に対する振動障害防止のための安全衛生教育実施要網」の「4　実施方法」の「(1) カリキュラム」の科目「2. 振動障害の予防及びその予防」

（以下略）

チェーンソー以外の振動工具取扱者に対する振動障害防止のための安全衛生教育実施要綱（抄）

(昭和58年5月20日基発第258号　別添)

1　目的

　　チェーンソー以外の振動工具取扱者に対して、労働安全衛生法に基づく特別の教育に準じた安全衛生教育を実施し、振動障害の防止のために必要な知識を付与することを目的とする。

2　実施主体

　　昭和50年10月20日付け基発第608号に定めるチェーンソー以外の振動工具の取扱い業務（以下「チェーンソー以外の振動業務」という。）を行う事業者とする。

　　なお、事業者による安全衛生教育の実施が困難な場合には、その業種等に応じ労働基準協会、建設業労働災害防止協会等関係団体を活用すること。

3　対象者

　　チェーンソー以外の振動業務に従事する労働者とする。

4　実施方法

　(1)　カリキュラム

科　目	範　囲	時　間
1．振動工具に関する知識	振動工具の種類及び構造	1時間
	〃　の選定方法	
	〃　の改善	
2．振動障害及びその予防に関する知識	振動障害の原因及び症状	2.5時間
	〃　の予防措置	
3．関係法令等	労働安全衛生法・労働安全衛生法施行令等中の関係条項及び関係通達中の関係事項等	0.5時間

　(2)　講師

　　当該安全衛生教育の講師については、労働衛生指導医、労働衛生コンサルタント、産業医、衛生管理者等であって振動障害に関する十分な知識及び経験を有する者又は中央労働災害防止協会において実施する「振動工具取扱作業者教育トレーナー講習」の修了者である者とするよう配慮すること。

　(3)　教材

　　次のものが適当と認められること。

　　イ　「製造業における振動工具取扱作業の知識（作業者用）」（中央労働災害防止協会発行）

　　（中略）

　(4)　修了の証明等

　　受講者には実施主体者において修了証を交付すること。

　　また、事業者は当該教育を行ったときは、受講者名、科目、受講日等の記録を作成して保存することが望ましいこと。

【参考資料1】振動障害予防のための作業時間の管理の手順

　厚生労働省では、国際標準化機構（ISO）等において、振動レベルと振動ばく露時間を考慮した基準が公表されていること、また、EU（ヨーロッパ連合）においても、2002年に振動に係る許容基準が盛り込まれたEU指令が制定されていることなどを踏まえて、「振動障害等の防止に係る作業管理のあり方検討会」を設け、専門的知識を有する者等を参集し、振動レベル・振動ばく露時間の基準等について検討した。同検討会報告書を受け、平成21年3月27日から同年4月27日まで新たな振動障害予防対策について意見公募し、平成21年7月10日、国際標準化機構（ISO）等が取り入れている「周波数補正振動加速度実効値の3軸合成値」（振動の強さ）と「振動ばく露時間」で規定される1日8時間の等価振動加速度実効値（日振動ばく露量A(8)）の考え方などを取り入れた振動障害予防対策指針を発出している。

　日振動ばく露量A(8)の考え方などに基づく振動障害予防のための作業時間の管理の概要は、**図1**に示すように、
　手順1：事業者は、労働者に使用させる振動工具の「周波数補正振動加速度実効値の3軸合成値」を把握し、
　手順2：把握した「周波数補正振動加速度実効値の3軸合成値」および振動ばく露時間から日振動ばく露量A(8)を算定し、
　手順3：日振動ばく露量A(8)から低減措置の必要性を判断し、
　手順4：日振動ばく露量A(8)に基づく具体的な低減措置を検討・実施し、さらに、
　手順5：振動ばく露限界時間に基づく低減措置を検討・実施する
である。
　ここでは、実際の作業例に基づく日振動ばく露量の算出例などを交えながら、これまでの対策の考え方からの変更点や新指針に基づく振動障害予防対策について概説する。

1　作業時間の管理の実施

手順1　「周波数補正振動加速度実効値の3軸合成値」の把握

　事業者は、「周波数補正振動加速度実効値の3軸合成値」を把握する。

手順2　日振動ばく露量A(8)の算定

　事業者が手順1で把握した振動工具の「周波数補正振動加速度実効値の3軸合成値」および「振動ばく露時間」で規定される1日8時間の等価振動加速度実効値（日振動ばく露量A(8)）の考え方などに基づいて、日振動ばく露量A(8)を算定するのが手順2である。

【参考資料1】

手順1 「周波数補正振動加速度実効値の3軸合成値」の把握
事業者は振動工具の製造・輸入事業者によって表示などされた「周波数補正振動加速度実効値の3軸合成値」を把握する。

手順2 日振動ばく露量A(8)の算定
手順1で把握した「周波数補正振動加速度実効値の3軸合成値」および振動ばく露時間から日振動ばく露量A(8)を求める。

手順3 日振動ばく露量A(8)による低減措置の必要性の判断
手順2で求めた日振動ばく露量A(8)から、労働者に対する振動へのばく露の低減措置の必要性を判断する。
日振動ばく露量A(8)が5.0（m/s^2）を超える場合、低減措置を行う必要があり、2.5（m/s^2）を超える場合、低減措置に努める必要があると判断する。
① A(8)＞5.0
② 2.5＜A(8)≦5.0
　　（単位：m/s^2）

手順4 日振動ばく露量A(8)による具体的な低減措置の検討・実施
手順3で低減措置が必要となった場合、以下のとおり具体的な低減措置を検討し実施する。
① A(8)＞5.0の場合
日振動ばく露限界値である5.0（m/s^2）を超えることから、振動ばく露時間の抑制、低振動の振動工具の選定などを行う。
② 2.5＜A(8)≦5.0の場合
日振動ばく露限界値（5.0m/s^2）以下であっても、日振動ばく露対策値である2.5（m/s^2）を超えることから、振動ばく露時間の抑制、低振動の振動工具の選定などに努める。

手順5 振動ばく露限界時間に基づく低減措置の検討・実施など
日振動ばく露限界値（5.0m/s^2）に対応した1日の振動ばく露時間（振動ばく露限界時間）を求め、振動ばく露限界時間が2時間を超える場合、当面、2時間以下とする。
ただし、以下の要件を満たす場合、2時間を超えることができるが、その場合であっても4時間以下が望ましいなど。
① 適切な点検・整備の実施
② 「周波数補正振動加速度実効値の3軸合成値」の点検・整備の前後を含めた測定・算出
③ 振動ばく露限界時間が②の測定・算出値の最大値に対応

図1　振動障害予防のための作業時間の管理の手順

〔日振動ばく露量 A(8) の算定方法〕

　日振動ばく露量 A(8) は、製造・輸入事業者が測定・算出した「周波数補正振動加速度実効値の3軸合成値」）および振動ばく露時間から算定される。継続時間の異なる日振動ばく露の間の比較を容易にするために、8時間エネルギー等価周波数補正振動合成値 A(8) として、式（5-1）および**図2**「日振動ばく露量 A(8) の対数表」などにより日振動ばく露量 A(8) を求める。

$$日振動ばく露量\ A(8) = a_{hv} \times \sqrt{\frac{T}{8}}\ [m/s^2] \quad \cdots\cdots\cdots (5\text{-}1)$$

　また、事業者は、同一労働者が1日に複数の振動工具を使用する場合には、個々の工具ごとの「周波数補正振動加速度実効値の3軸合成値」などから、式（5-2）により当該労働者の日振動ばく露量 A(8) を求める。

$$a_{hv(rms)} = \sqrt{\frac{1}{Tv}\sum_{i=1}^{n}(a_{hv(rms)i}^2 T_i)}\ [m/s^2]$$

$$日振動ばく露量\ A(8) = a_{hv(rms)}\sqrt{\frac{Tv}{8}}\ [m/s^2] \quad \cdots\cdots\cdots (5\text{-}2)$$

　（$a_{hv(rms)i}$ は i 番目の作業の周波数補正振動加速度実効値の3軸合成値、T_i は i 番目の作業のばく露時間、n は作業の合計数、Tv は n 個の作業の合計ばく露時間）

手順3　低減措置の必要性の判断

　手順2で算定した日振動ばく露量 A(8) から、労働者に対する低減措置の必要性を判断する。具体的には、日振動ばく露量 A(8) が、①5.0（m/s^2）を超える場合、低減措置が必要と判断する。②日振動ばく露量 A(8) が、5.0（m/s^2）以下であっても 2.5（m/s^2）を超える場合、低減措置に努める必要があると判断する。

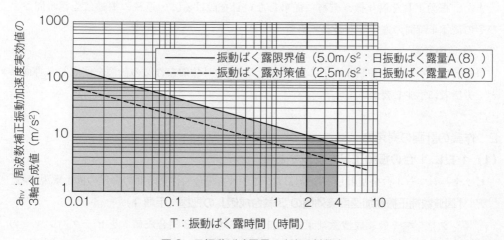

図2　日振動ばく露量 A(8) の対数表

手順4　具体的な低減措置の検討・実施
① 日振動ばく露量 A(8)が 5.0（m/s²）を超える場合

　日振動ばく露量 A(8)が日振動ばく露限界値：5.0（m/s²）を超える場合、振動ばく露時間の抑制、低振動の振動工具の選定などを行う。

② 日振動ばく露量 A(8)が 2.5（m/s²）を超える場合

　日振動ばく露量 A(8)が日振動ばく露限界値：5.0（m/s²）以下であっても、日振動ばく露対策値である 2.5（m/s²）を超える場合、振動ばく露時間の抑制、低振動の振動工具の選定などに努める。

手順5　振動ばく露限界時間に基づく低減措置の検討・実施など
① 振動ばく露限界時間の算定およびその低減措置

　日振動ばく露限界値（5.0m/s²）に対応した1日の振動ばく露時間（以下「振動ばく露限界時間」T_L という。）を式（5-3）および**図2**「日振動ばく露量 A(8)の対数表」などにより算出し、これが2時間を超える場合には、当面、1日の振動ばく露時間を2時間以下とする。

$$振動ばく露限界時間\ T_L = \frac{200}{a_{hv}^2}[時間] \cdots\cdots\cdots(5\text{-}3)$$

　日振動ばく露限界値（5.0m/s²）に対応した1日の振動ばく露時間（振動ばく露限界時間）を求め、振動ばく露限界時間が2時間を超える場合、当面、2時間以下とする。

　ただし、振動工具の点検・整備を、製造・輸入事業者が取扱説明書などで示した時期および方法により実施するとともに、使用する個々の振動工具の「周波数補正振動加速度実効値の3軸合成値」を、点検・整備の前後を含めて測定・算出している場合において、振動ばく露限界時間が当該測定・算出値の最大値に対応したものとなるときは、2時間を超えることができる。なお、この場合であっても1日のばく露時間を4時間以下とすることが望ましい。

　また、振動工具を取り扱う業務に従事しない日を設ける、一連続の振動ばく露時間およびその後休止時間の遵守等も必要である。

② 作業の計画

　事業者は、手順1～手順5の①に基づいて、1日の具体的な作業の計画を作成し、書面などで労働者に示す必要がある。

2　作業の計画の考え方
(1) 1日に1台の振動工具を使用する例
　ピックハンマー1台を使用し、振動にばく露される場合の作業時間の管理の例を解説する。

ア 「周波数補正振動加速度実効値の3軸合成値」の把握（手順1）
　ピックハンマーの「周波数補正振動加速度実効値の3軸合成値」をピックハンマーの表示、製造・輸入事業者の取扱説明書、カタログ、ホームページなどにより把握する。

【参考資料 1】 113

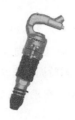

図3 ピックハンマー

○ 作業の予定
把握した「周波数補正振動加速度実効値の3軸合成値」：3軸合成値 12.0m/s²
振動ばく露時間：2時間
1日に1台のピックハンマーを使用し、振動にばく露される労働者に対して、事業者は、以下の手順に従って、作業を計画する。

イ 日振動ばく露量 A(8) の算定（手順2）
（ア）計算による算定
「周波数補正振動加速度実効値の3軸合成値」および1日当たりの振動ばく露時間から、式（5-1）により日振動ばく露量 A(8) を求める。
（a_{hv} = 12.0 〔m/s²〕、T = 2.0 〔時間〕）

$$日振動ばく露量\ A(8) = a_{hv} \times \sqrt{\frac{T}{8}} = 12.0 \times \sqrt{\frac{2}{8}} = 6.0\,[m/s^2]$$

（イ）日振動ばく露量 A(8) の対数表による算定
「周波数補正振動加速度実効値の3軸合成値」および1日当たりの振動ばく露時間から、**図4**「日振動ばく露量 A(8) の対数表」により日振動ばく露量 A(8) から読み取る。
（a_{hv} = 12.0 〔m/s²〕、T = 2.0 〔時間〕）

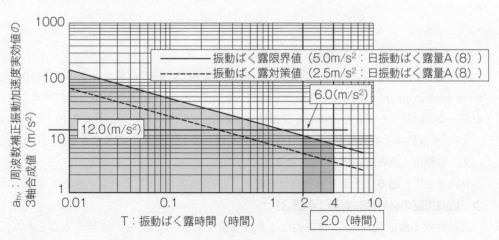

図4 日振動ばく露量 A(8) の対数表

(ウ) ノモグラムによる算定

日振動ばく露量 A(8) は、**図5**のノモグラムからも求めることができる。

このノモグラムの使用方法は、① (a) に「周波数補正振動加速度実効値の3軸合成値」をプロットし、② (c) に「振動ばく露時間」をプロットし、その2つの点を結ぶことにより③ (b) の「日振動ばく露量 A(8)」を求めることができる。

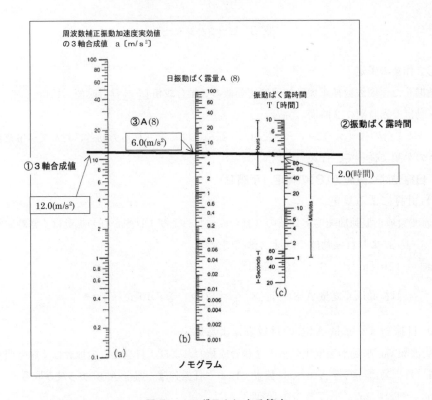

図5 ノモグラムによる算定

(エ) 計算テーブルによる算定

厚生労働省のホームページでは「日振動ばく露量 A(8) の計算テーブル（http://www.jaish.gr.jp/information/mhlw/nichishindo_bakuroryo.xls）」が掲載されていることから、この計算テーブルを活用して日振動ばく露量 A(8) を求めることができる。

① 「周波数補正振動加速度実効値の3軸合成値」に 12（m/s^2）と入力する、

② 振動ばく露時間に 2（時間）と入力する、

これによって、**図6**のとおり日振動ばく露量 A(8) が 6.0（m/s^2）と算定される。

ウ 低減措置の必要性の判断（手順3）

日振動ばく露量 A(8) が、日振動ばく露限界値である 5.0（m/s^2）を超えることから、低減措置を行う必要があると判断する。

【参考資料1】 115

日振動ばく露量A(8)の計算テーブル

(使い方)
1. 振動工具(チェーンソーを含みます。以下同じです。)への表示、取扱説明書、振動工具の製造者等のホームページ等から把握した「周波数補正振動加速度実効値の3軸合成値」$a(m/s^2)$ を「(1) 周波数補正振動加速度実効値の3軸合成値$a_{hv}(m/s^2)$」に入力してください。
   (例)「周波数補正振動加速度実効値の3軸合成値」aが2.5(m/s^2)の場合、「2.5」と入力してください。
2. 振動ばく露時間を「(2) 振動ばく露時間」に入力してください。
   (例)2時間30分の場合、「時間」に「2」、「分」に「30」と入力してください。
3. 1及び2を入力することによって、個々の振動工具の日振動ばく露量A(8)が「(3) 個々の日振動ばく露量A(8)(m/s^2)」に表示されます。
4. 1日に複数の振動工具を使用する場合、「振動工具1」~「振動工具6」の(1)及び(2)に上記1及び2のとおり入力してください。合計の日振動ばく露量A(8)が「(4) 合計の日振動ばく露量に日振動ばく露量A(8)(m/s^2)」が表示されます。

	(1) 周波数補正振動加速度実効値の3軸合成値 $a(m/s^2)$	(2) 振動ばく露時間 時間	分	(3) 個々の日振動ばく露量 A(8) (m/s^2)
振動工具 1	12	2		6.0
振動工具 2				0.0
振動工具 3				0.0
振動工具 4				0.0
振動工具 5				0.0
振動工具 6				0.0

(4) 合計の日振動ばく露量A(8) (m/s^2)
A(8) = 6.0

日振動ばく露量A(8) の考え方などに基づく作業管理

1. 「(4) 合計の日振動ばく露量A(8)(m/s^2)」に表示された日振動ばく露量A(8)が、日振動ばく露限界値である5.0(m/s^2)を超える場合、以下の①に表示された事項などを遵守してください。
2. 「(4) 合計の日振動ばく露量A(8)(m/s^2)」に表示された日振動ばく露量A(8)が、日振動ばく露限界値(5.0(m/s^2))を超えない場合であっても、日振動ばく露対策値である2.5(m/s^2)を超える場合、以下の②に表示された事項などを遵守してください。
3. 日振動ばく露限界値(5.0(m/s^2))に対応した1日の振動ばく露時間(振動ばく露限界時間)が、2時間を超える場合、以下の③に表示された事項などを遵守してください。

① 日振動ばく露量A(8)が、「日振動ばく露限界値」を超えることがないよう振動ばく露時間の抑制、低振動の振動工具の選定等を行う必要があります。

②

③

上記の「日振動ばく露量A(8)の考え方に基づく作業管理」を含めた振動障害予防対策につきましては、
(1)「チェーンソー取扱い作業指針について」(平成21年7月10日付け基発0710第1号)
   http://www.jaish.gr.jp/anzen/hor/hombun/hor1-50/hor1-50-26-1-0.htm
(2)「チェーンソー以外の振動工具の取扱い業務に係る振動障害予防対策指針について」(平成21年7月10日付け基発0710第2号)
   http://www.jaish.gr.jp/anzen/hor/hombun/hor1-50/hor1-50-27-1-0.htm
などに示されています。

図6 日振動ばく露量A(8)の計算テーブル

エ 具体的な低減措置の検討・実施(手順4)

日振動ばく露量 A(8)が、日振動ばく露限界値である 5.0(m/s^2)を超えることから、労働者の振動ばく露時間を抑制、「周波数補正振動加速度実効値の3軸合成値」の低いピックハンマーを選択するなどする。

オ 振動ばく露限界時間に基づく低減措置の検討・実施など（手順5）

日振動ばく露限界値（5.0m/s²）に対応した1日の振動ばく露時間（以下「振動ばく露限界時間」T_L という。）を式（5-3）により算出する。これが2時間を超える場合には、当面、1日の振動ばく露時間を2時間以下とする。（a_{hv} = 12.0〔m/s²〕）

$$振動ばく露限界時間\ T_L = \frac{200}{a_{hv}^2} = \frac{200}{12.0^2} = 1.4〔時間〕＜2.0〔時間〕$$

「振動ばく露限界時間」T_L は、2時間以下になる。

この関係を**図2**から読み取ると**図7**のとおりである。また、「日振動ばく露量 A(8) の計算テーブル」においても、1日の振動ばく露限界時間が2時間を超える場合には、1日の振動ばく露時間を2時間以下とするなどの内容が表示される。

手順4において低い振動のピックハンマーを選択した場合、「振動ばく露限界時間」T_L を超えることが考えられる。この場合、①振動工具の点検・整備を、振動工具の製造・輸入事業者が取扱説明書などで示した時期および方法に従って実施する。

②振動工具の「周波数補正振動加速度実効値の3軸合成値」を、点検・整備の前後を含めて測定・算出している。③振動工具の振動ばく露限界時間を②で測定・算出した最大値に対応したものとしているときは、2時間を超える振動ばく露（作業）を許容できる。なお、この場合であっても4時間までの振動ばく露とするのが望ましい。

また、ピックハンマーにより岩石のはつりなどを行う場合、①振動工具を取り扱う業務およびこれ業務の作業を組み合わせて、振動工具を取り扱う業務に従事しない日を設ける、②一連続の振動ばく露時間の最大は、おおむね10分以内とし、その後5分以上の休止時間を設ける、ことなどが必要である。

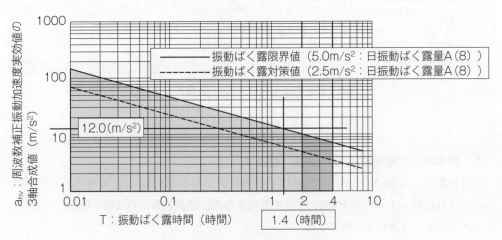

図7　日振動ばく露量 A(8) の対数表

(2) 1日に複数の振動工具を使用する例

1日に複数の振動工具を使用し、振動にばく露される場合、例えば、労働者が現場で1日に3台のインパクトレンチを使用し、振動にばく露される場合を考えてみる。

○ 作業の予定

① インパクトレンチによる合計0.5時間の振動ばく露時間で、その「周波数補正振動加速度実効値の3軸合成値」は6.0m/s^{2}とする。

② インパクトレンチによる合計0.5時間の振動ばく露時間で、その「周波数補正振動加速度実効値の3軸合成値」は7.0m/s^{2}とする。

③ インパクトレンチによる合計1.0時間の振動ばく露時間で、その「周波数補正振動加速度実効値の3軸合成値」は7.4m/s^{2}とする。

ア 「周波数補正振動加速度実効値の3軸合成値」の把握（手順1）

使用する3台のインパクトレンチの「周波数補正振動加速度実効値の3軸合成値」を表示、取扱説明書、製造・輸入事業者の取扱説明書、カタログ、ホームページなどにより把握する。

3台の振動工具の条件をまとめると以下のとおりである。

① 3軸合成値　6.0m/s^2　（0.5時間の振動ばく露時間）
② 3軸合成値　7.0m/s^2　（0.5時間の振動ばく露時間）
③ 3軸合成値　7.4m/s^2　（1.0時間の振動ばく露時間）

イ 日振動ばく露量 A(8) の算定（手順2）

(ア) 計算による算定

3台のインパクトレンチの3軸合成値の合成

① 3軸値合成値（$a_{hv(rms)①}$）= 6.0 〔m/s^2〕、
　振動ばく露時間（$T_①$）= 0.5 〔時間〕

② 3軸値合成値（$a_{hv(rms)②}$）= 7.0 〔m/s^2〕、
　振動ばく露時間（$T_②$）= 0.5 〔時間〕、

③ 3軸値合成値（$a_{hv(rms)③}$）= 7.4 〔m/s^2〕
　振動ばく露時間（$T_③$）= 1.0 〔時間〕

④ 振動ばく露時間の合計：T_v = 2.0 〔時間〕

「周波数補正振動加速度実効値の3軸合成値」の合成値：$a_{hv(rms)}$ を次式により求める。

$$\begin{aligned}
a_{hv(rms)} &= \sqrt{\frac{1}{T_v}\sum_{i=1}^{n}(a_{hv(rms)i}^2 T_i)} \\
&= \sqrt{\frac{1}{T_v}(a_{hv(rms)①}^2 \times T_① + a_{hv(rms)②}^2 \times T_② + a_{hv(rms)③}^2 \times T_③)} \\
&= \sqrt{\frac{1}{2}(6.0^2 \times 0.5 + 7.0^2 \times 0.5 + 7.4^2 \times 1.0)} \\
&= 7.0 \, [\text{m/s}^2]
\end{aligned}$$

（$a_{hv(rms)i}$ は i 番目の作業の3軸合成値、T_i は i 番目の作業のばく露時間、n は作業の合計数、T_v は n 個の作業の合計ばく露時間）

【参考資料1】

a　合成した3軸合成値からの日振動ばく露量 A(8) の算定

合成した個々の振動工具の「周波数補正振動加速度実効値の3軸合成値」および1日当たりの振動ばく露時間から、日振動ばく露量 A(8) を求める。

($a_{hv(rms)}$ = 7.0 [m/s^2]、T_v = 2.0 〔時間〕)

$$日振動ばく露量\ A(8) = a_{hv(rms)}\sqrt{\frac{T_v}{8}} = 7.0 \times \sqrt{\frac{2}{8}} = 3.5 [m/s^2]$$

b　個々の振動工具の日振動ばく露量 A(8) を算定し合成する場合

3台の振動工具の「周波数補正振動加速度実効値の3軸合成値」から個別の振動工具の日振動ばく露量 $A_①(8) \sim A_③(8)$ を求めて、個別の振動工具の日振動ばく露量 $A_①(8) \sim A_③(8)$ を合成して日振動ばく露量 A(8) をノモグラム以外の方法で求める場合は下記による。

① 3軸合成値が 6.0 m/s^2 のインパクトレンチで振動ばく露時間は 0.5 時間の日振動ばく露量 $A_①(8)$ を求める。

$$日振動ばく露量\ A_①(8) = a_{hv(rms)①} \times \sqrt{\frac{T_①}{8}} = 6.0 \times \sqrt{\frac{0.5}{8}} = 1.5 [m/s^2]$$

② 3軸合成値が 7.0 m/s^2 のインパクトレンチで振動ばく露時間は 0.5 時間の日振動ばく露量 $A_②(8)$ を求める。

$$日振動ばく露量\ A_②(8) = a_{hv(rms)②} \times \sqrt{\frac{T_②}{8}} = 7.0 \times \sqrt{\frac{0.5}{8}} = 1.8 [m/s^2]$$

③ 3軸合成値が 7.4 m/s^2 のインパクトレンチで振動ばく露時間は 1.0 時間の日振動ばく露量 $A_③(8)$ を求める。

$$日振動ばく露量\ A_③(8) = a_{hv(rms)③} \times \sqrt{\frac{T_③}{8}} = 7.4 \times \sqrt{\frac{1.0}{8}} = 2.6 [m/s^2]$$

④ 個別の振動工具の日振動ばく露量（$A_①(8) \sim A_③(8)$）を合成し、日振動ばく露量 A(8) を求める。

$$A(8) = \sqrt{\sum_{i=1}^{n} A_i^2(8)} = \sqrt{A_①(8)^2 + A_②(8)^2 + A_③(8)^2}$$
$$= \sqrt{1.5^2 + 1.8^2 + 2.6^2} = 3.5 [m/s^2]$$

> ①のインパクトレンチ：$a_{hv(rms)①}$ = 6.0 [m/s^2]、$T_①$ = 0.5 〔時間〕
> ②のインパクトレンチ：$a_{hv(rms)②}$ = 7.0 [m/s^2]、$T_②$ = 0.5 〔時間〕
> ③のインパクトレンチ：$a_{hv(rms)③}$ = 7.4 [m/s^2]、$T_③$ = 1.0 〔時間〕
> 　また、$A_{i①}$ は①のインパクトレンチの日振動ばく露量、$A_{i②}$ は②のインパクトレンチの日振動ばく露量、$A_{i③}$ は③のインパクトレンチの日振動ばく露量

（参考）

3台の振動工具の「周波数補正振動加速度実効値の3軸合成値」および振動ばく露時間から、日振動ばく露量 A(8) を求めた計算式は次のとおりである。

$$\begin{aligned}
A(8) &= a_{hv(rms)}\sqrt{\frac{T_v}{8}} = \sqrt{\frac{1}{T_v}\sum_{i=1}^{n}(a_{hv(rms)i}^2 T_i)} \times \sqrt{\frac{T_v}{8}} \\
&= \sqrt{\frac{1}{T_v}(a_{hv(rms)①}^2 \times T_① + a_{hv(rms)②}^2 \times T_② + a_{hv(rms)③}^2 \times T_③)} \times \sqrt{\frac{T_v}{8}} \\
&= \sqrt{\frac{1}{T_v} \times \frac{T_v}{8}(a_{hv(rms)①}^2 \times T_① + a_{hv(rms)②}^2 \times T_② + a_{hv(rms)③}^2 \times T_③)} \\
&= \sqrt{\frac{1}{8}(a_{hv(rms)①}^2 \times T_① + a_{hv(rms)②}^2 \times T_② + a_{hv(rms)③}^2 \times T_③)} \\
&= \sqrt{a_{hv(rms)①}^2 \times \frac{T_①}{8} + a_{hv(rms)②}^2 \times \frac{T_②}{8} + a_{hv(rms)③}^2 \times \frac{T_③}{8}} \\
&= \sqrt{6.0^2 \times \frac{0.5}{8} + 7.0^2 \times \frac{0.5}{8} + 7.4^2 \times \frac{1.0}{8}} \\
&= 3.5 [m/s^2]
\end{aligned}$$

$\begin{bmatrix} ①のインパクトレンチ： a_{hv\ (rms)\ ①} = 6.0 \ [m/s^2]、T_① = 0.5 \ [時間] \\ ②のインパクトレンチ： a_{hv\ (rms)\ ②} = 7.0 \ [m/s^2]、T_② = 0.5 \ [時間] \\ ③のインパクトレンチ： a_{hv\ (rms)\ ③} = 7.4 \ [m/s^2]、T_③ = 1.0 \ [時間] \end{bmatrix}$

（イ）日振動ばく露量 A(8) の対数表による算定

「周波数補正振動加速度実効値の3軸合成値」および1日当たりの振動ばく露時間から、**図8** の「日振動ばく露量 A(8) の対数表」により日振動ばく露量 A(8) が、対策値以下、対策値以上、限界値以下、限界値以上になるのかの判断ができる。

（$a_{hv\ (rms)}$ = 7.0 [m/s²]、T = 2.0 [時間]）

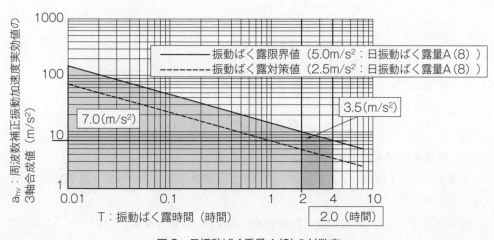

図8　日振動ばく露量 A(8) の対数表

【参考資料1】

(ウ) ノモグラムによる算定

図9のノモグラムを用いて日振動ばく露量 A(8) を求める。

1日に3台のインパクトレンチ（①のインパクトレンチ、②のインパクトレンチ、③のインパクトレンチ）を使用する場合、①（a）に「周波数補正振動加速度実効値の3軸合成値」をプロットし、②（c）に「振動ばく露時間」をプロットし、その2つの点を結ぶことにより③（b）の「日振動ばく露量 A(8)」を求めることを繰り返し、個別の日振動ばく露量 $A_i(8)$（$A_①(8) \sim A_③(8)$）を求める。

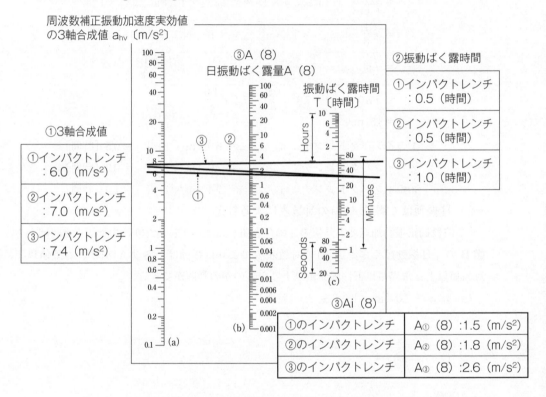

	個別の作業番号				
	1	2	3		
$A_i(8)$	1.5	1.8	2.6	$\Sigma A_i(8)^2$	$A(8)=\sqrt{A_i(8)^2}$
$A_i(8)^2$	2.3	3.2	6.8	12.3	3.5

図9　ノモグラムによる算定

(エ) 計算テーブルによる算定

計算テーブルを活用して日振動ばく露量 A(8) を求めることができる（**図10**）。

①のインパクトレンチ

振動工具1：「(1) 周波数補正振動加速度実効値の3軸合成値」に 6.0（m/s²）、「(2) 振動ばく露時間」に 30（分）と入力する、

②のインパクトレンチ

振動工具2:「(1) 周波数補正振動加速度実効値の3軸合成値」に7.0（m/s^2）、「(2) 振動ばく露時間」に30（分）と入力する、

③のインパクトレンチ

振動工具3:「(1) 周波数補正振動加速度実効値の3軸合成値」に7.4（m/s^2）、「(2) 振動ばく露時間」に1（時間）と入力する、

これによって、**図10**のとおり日振動ばく露量A(8)が3.5（m/s^2）と算定される。

日振動ばく露量A(8)の計算テーブル

（使い方）
1. 振動工具（チェーンソーを含みます。以下同じです。）への表示、取扱説明書、振動工具の製造者等のホームページ等から把握した「周波数補正振動加速度実効値の3軸合成値」a(m/s^2)を「(1) 周波数補正振動加速度実効値の3軸合成値 a_{hv}(m/s^2)」に入力してください。
   （例）「周波数補正振動加速度実効値の3軸合成値」aが2.5(m/s^2)の場合、「2.5」と入力してください。
2. 振動ばく露時間を「(2) 振動ばく露時間」に入力してください。
   （例）2時間30分の場合、「時間」に「2」、「分」に「30」と入力してください。
3. 1及び2を入力することによって、個々の振動工具の日振動ばく露量A(8)が「(3) 個々の日振動ばく露量A(8)(m/s^2)」に表示されます。
4. 1日に複数の振動工具を使用する場合、「振動工具1」～「振動工具6」の(1)及び(2)に上記1及び2のとおり入力してください。
   合計の日振動ばく露量A(8)が「(4) 合計の日振動ばく露量に振動ばく露量A(8)(m/s^2)」が表示されます。

	(1) 周波数補正振動加速度実効値の3軸合成値 a(m/s^2)	(2) 振動ばく露時間 時間	(2) 振動ばく露時間 分	(3) 個々の日振動ばく露量 A(8)(m/s^2)
振動工具1	6		30	1.5
振動工具2	7		30	1.8
振動工具3	7.4	1		2.6
振動工具4				0.0
振動工具5				0.0
振動工具6				0.0

(4) 合計の日振動ばく露量A(8)(m/s^2)
A(8) = 3.5

日振動ばく露量A(8)の考え方などに基づく作業管理

1. 「(4) 合計の日振動ばく露量A(8)(m/s^2)」に表示された日振動ばく露量A(8)が、<u>日振動ばく露限界値である5.0(m/s^2)を超える場合</u>、以下の①に表示された事項などを遵守してください。
2. 「(4) 合計の日振動ばく露量A(8)(m/s^2)」に表示された日振動ばく露量A(8)が、日振動ばく露限界値（5.0(m/s^2)）を超えない場合であっても、<u>日振動ばく露対策値である2.5(m/s^2)を超える場合</u>、以下の②に表示された事項などを遵守してください。
3. 日振動ばく露限界値（5.0(m/s^2)）に対応した1日の振動ばく露時間（振動ばく露限界時間）が、<u>2時間を超える場合</u>、以下の③に表示された事項などを遵守してください。

①

② 「日振動ばく露限界値」を超えない場合であっても、「日振動ばく露対策値」を超える場合は、振動ばく露時間の抑制、低振動の振動工具の選定等に努める必要があります。

③ 1日の振動ばく露時間を2時間以下としてください。
　ただし、振動工具の点検・整備を、製造者又は輸入者が取扱説明書等で示した時期及び方法により実施するとともに、使用する個々の振動工具の「周波数補正振動加速度実効値の3軸合成値」を、点検・整備の前後を含めて測定・算出している場合において、振動ばく露限界時間が当該測定・算出値の最大値に対応したものとなるときは、この限りではありません。
　なお、この場合であっても1日の振動ばく露時間を4時間以下とするのが望ましいところです。

上記の「日振動ばく露量A(8)の考え方に基づく作業管理」を含めた振動障害予防対策につきましては、
(1) 「チェーンソー取扱い作業指針について」（平成21年7月10日付け基発0710第1号）
　　http://www.jaish.gr.jp/anzen/hor/hombun/hor1-50/hor1-50-26-1-0.htm
(2) 「チェーンソー以外の振動工具の取扱い業務に係る振動障害予防対策指針について」（平成21年7月10日付け基発0710第2号）
　　http://www.jaish.gr.jp/anzen/hor/hombun/hor1-50/hor1-50-27-1-0.htm
などに示されています。

図10　日振動ばく露量A(8)の計算テーブル

ウ　低減措置の必要性の判断（手順3）

日振動ばく露量 A(8) が、5.0（m/s^2）以下であるが、日振動ばく露対策値である 2.5（m/s^2）を超えることから、低減措置に努める必要があると判断する。

エ　具体的な低減措置の検討・実施（手順4）

日振動ばく露量 A(8) が、日振動ばく露対策値である 2.5（m/s^2）を超えることから、その原因を検討し、原因に基づいて低減措置を実施するよう努めることとなる。

具体的には、労働者の振動ばく露時間の抑制、①～③のインパクトレンチについて、「周波数補正振動加速度実効値の3軸合成値」の低いものを選択等するよう努める。

オ　振動ばく露限界時間に基づく低減措置の検討・実施など（手順5）

日振動ばく露限界値（5.0m/s^2）に対応した1日の振動ばく露時間（以下「振動ばく露限界時間」T_L という。）を次式により算出する。これが2時間を超える場合には、1日の振動ばく露時間を2時間以下とする。（a_{hv} = 7.0〔m/s^2〕）

$$振動ばく露限界時間\ T_L = \frac{200}{a_{hv}^2} = \frac{200}{7.0^2} = 4.1[時間] > 2.0[時間]$$

使用する予定の3台の振動工具の「振動ばく露限界時間」T_L は、2時間を超える。したがって、2時間を超えることから、1日の振動ばく露時間を2時間以下にする。

ただし、①振動工具（①～③のインパクトレンチ）の点検・整備を振動工具の製造・輸入事業者が取扱説明書などで示した時期および方法に従って実施する、②振動工具の「周波数補正振動加速度実効値の3軸合成値」を、点検・整備の前後を含めて測定・算出している、③振動工具の振動ばく露限界時間を②で測定・算出した最大値に対応したものとしているときは、2時間を超える振動ばく露（作業）を許容できる。なお、この場合であっても1日の振動ばく露時間を4時間以下とするのが望ましい。

また、作業時間の管理においては他に、①振動工具を取り扱う業務およびこれ業務の作業を組み合わせて、振動工具を取り扱う業務に従事しない日を設ける、②一連続の振動ばく露時間の最大は、おおむね10分以内とし、その後5分以上の休止時間を設ける、ことなどが必要である。

3　日振動ばく露量 A(8) の考え方に基づいた作業時間の管理の考え方

ここでは、**写真1** に示すように、エンジン組み立てラインでのナットの取付け作業において、インパクトレンチを使用してのナットを取り付ける作業を例に、平成21年7月10日に発出された振動障害予防対策指針の中で規定されている日振動ばく露量 A(8) の考え方に基づく振動障害予防のための作業時間の管理の考え方を概説する。

1台のエンジンには、5個のナットを取り付ける部分があるとする。労働者は、5個のナットの取付けにインパクトレンチを使用し、その後、次のエンジンを定位置にセットする間、インパクトレンチを使用しない。しかし、120台のエンジンにナットを取り付ける場合、600個（5個のナット×120台のエンジン）のナットをインパクトレンチを使用して取り付

【参考資料1】　123

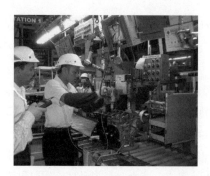

写真1　インパクトレンチを用いたエンジン組み立て

ける作業に関して、事前に日振動ばく露量 A(8) に基づいた作業管理を考える。

手順1　「周波数補正振動加速度実効値の3軸合成値」の把握

　事業者は、「周波数補正振動加速度実効値の3軸合成値」を、工具へ表示、製造・輸入事業者の取扱説明書、カタログ、ホームページなどにより把握する。この作業で使用するインパクトレンチの「周波数補正振動加速度実効値の3軸合成値」は $13.5 m/s^2$、また、5個のナットを固定するためインパクトレンチを使用する時間は60秒間振動にばく露されるものとする。

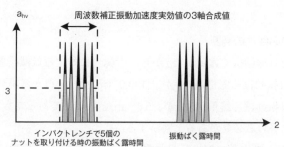

図11　1台のエンジンにインパクトレンチを使用して
5個のナットを取り付ける振動ばく露時間の例

手順2　日振動ばく露量 A(8) の算定

　手順2では、事業者が手順1で把握した振動工具の「周波数補正振動加速度実効値の3軸合成値」、および、5個のナットを固定するためインパクトレンチを使用する振動ばく露時間は60秒間振動にばく露されるものとする。振動工具の「周波数補正振動加速度実効値の3軸合成値」と振動ばく露時間で規定される1日8時間の等価振動加速度実効値（「日振動ばく露量 A(8)」）の考え方などに基づいて、日振動ばく露量 A(8) を算定する。

　このため、120台のエンジンに600個（5個のナット×120台のエンジン）ナットを取り付ける場合の合計の「振動ばく露時間」T は、

　　　　T = 600（個）÷ 5 × 60（秒）= 7,200（秒）= 2（時間）

となり、これまでの振動障害防止対策の指針（昭和50年10月20日付け基発第608号、第

610号）では、振動レベルに関係なく、振動ばく露時間を原則として1日2時間以下としての規定であったので、このエンジン組み立て作業の例も1日の振動工具使用作業として許容されることになる。

　平成21年7月10日に発出された振動の新指針では、国際標準化機構（ISO）等が取り入れている「周波数補正振動加速度実効値の3軸合成値」および振動ばく露時間で規定される日振動ばく露量 A(8)の考え方等に基づく対策を取り入れた。この日振動ばく露量 A(8)が、日振動ばく露限界値（5.0m/s²）を超えることがないよう振動ばく露時間の抑制、低振動の振動工具の選定等を行うこと、また、日振動ばく露限界値（5.0m/s²）を超えない場合であっても、日振動ばく露対策値（2.5m/s²）を超える場合、振動ばく露時間の抑制、低振動の振動工具の選定等に努めること、ただし、日振動ばく露限界値に対応した1日の振動ばく露時間（振動ばく露限界時間）が2時間を超える場合、当面、1日の振動ばく露時間を2時間以下とすることと規定されている。この考え方から、このエンジン組み立て作業の例について、日振動ばく露量 A(8)を計算すると、次式のようになる。

$$日振動ばく露量\ A(8) = a_{hv} \times \sqrt{\frac{T}{8}} = 13.5 \times \sqrt{\frac{2}{8}} = 6.8\ [m/s^2]$$

（$a_{hv}[m/s^2]$は周波数補正振動加速度実効値の3軸合成値：$13.5[m/s^2]$、
T［時間］は1日の振動ばく露時間：2［時間］）

手順3　低減措置の必要性の判断

　手順2で算定した日振動ばく露量 A(8)から、労働者に対する低減措置の必要性を判断する。具体的には、日振動ばく露量 A(8)が、① 5.0（m/s²）を超える場合、低減措置が必要と判断する。②、日振動ばく露量 A(8)が、5.0（m/s²）以下であっても 2.5（m/s²）を超える場合、低減措置に努める必要があると判断する。

　このエンジン組み立て作業の例は、日振動ばく露量 A(8)が日振動ばく露限界値である 5.0m/s² を超えることから、事業者は、低減措置を行う必要があると判断する。

手順4　具体的な低減措置の検討・実施

a　日振動ばく露量 A(8)が 5.0（m/s²）を超える場合

　日振動ばく露量 A(8)が日振動ばく露限界値：5.0（m/s²）を超える場合、振動ばく露時間の抑制、低振動の振動工具の選定などを行う。

b　日振動ばく露量 A(8)が 2.5（m/s²）を超える場合

　日振動ばく露量 A(8)が日振動ばく露限界値：5.0（m/s²）以下であっても、日振動ばく露対策値である 2.5（m/s²）を超える場合、振動ばく露時間の抑制、低振動の振動工具の選定などに努める。

　事業者は、手順4で得られた低減措置を具体的に下記のような実施方法を検討する必要がある。

① 振動ばく露時間の抑制：作業の予定を見直し、振動にばく露される時間が短くなるようにする、または、振動にばく露される工程を最小の時間にする。振動にばく露される作業を複数の労働者で分担し、それぞれの労働者の日振動ばく露量A(8)を少なくなる作業配分を行う。

② 低振動の振動工具の選定：使用する振動工具を低振動のものに変更する（「周波数補正振動加速度実効値の3軸合成値」を、工具へ表示、製造・輸入事業者の取扱説明書、カタログ、ホームページなどにより把握）、または、作業工程を振動にばく露されない方法（自動化・機械化など）に変更する。

などが考えられる。

手順5　振動ばく露限界時間に基づく低減措置の検討・実施など

ここで、事業者は、算定した日振動ばく露量A(8)に応じた、次のような低減方法を考えた場合の例を概説する。ここに示すように、事業者は、事前に低減措置を検討することができ、作業者にとって最適な作業計画を検討できるようになったのが、指針の大きな点である。

① 振動ばく露時間の抑制
② 振動の小さい工具の選択（低振動の振動工具の選択）
③ ①（振動ばく露時間の抑制）＋②（低振動の振動工具の選択）

(1) 振動ばく露時間の抑制

①の振動ばく露時間の抑制による低減措置について日振動ばく露量A(8)から考える。同じインパクトレンチ（周波数補正振動加速度実効値の3軸合成値：13.5（m/s^2））で1人の労働者の振動ばく露時間を半分の1時間に減少（ジョブローテーションの考え方の1つ）する低減措置とした場合、

$$日振動ばく露量 A(8) = a_{hv} \times \sqrt{\frac{T}{8}} = 13.5 \times \sqrt{\frac{1}{8}} = 4.8 [m/s^2]$$

(a_{hv}[m/s^2]は周波数補正振動加速度実効値の3軸合成値：13.5[m/s^2]、
T[時間]は1日の振動ばく露時間：1[時間]）

となり、日振動ばく露限界値（5m/s^2）以下まで改善されたことになる。

しかし、日振動ばく露対策値（2.5m/s^2）を超えることから、日振動ばく露対策値（2.5m/s^2）以下となるよう努める必要がある。

(2) 振動の小さい工具の選択（低振動の振動工具の選択）

②の振動の小さい工具の選択として「周波数補正振動加速度実効値の3軸合成値」を、工具へ表示、製造・輸入事業者の取扱説明書、カタログ、ホームページなどにより、低い振動工具の選択をした場合、具体的には、振動工具の「周波数補正振動加速度実効値の3

軸合成値」a を 13.5（m/s²）から3軸合成値の低い 7.0（m/s²）のインパクトレンチを使用する低減措置とした場合、

$$日振動ばく露量 A(8) = a_{hv} \times \sqrt{\frac{T}{8}} = 7.0 \times \sqrt{\frac{2}{8}} = 3.5 [m/s^2]$$

（$a_{hv}[m/s^2]$は周波数補正振動加速度実効値の3軸合成値：$7.0[m/s^2]$、
T［時間］は1日の振動ばく露時間：2［時間］）

となり、日振動ばく露限界値（5.0m/s²）以下まで改善されたことになる。

しかし、日振動ばく露対策値（2.5m/s²）を超えることから、日振動ばく露対策値（2.5m/s²）以下となるよう努める必要がある。

(3)（振動ばく露時間の抑制）＋（低振動の振動工具の選択）

日振動ばく露対策値（2.5m/s²）を超えることから①（振動ばく露時間の抑制）＋（②低振動の振動工具の選択）の低減措置とする。

$$日振動ばく露量 A(8) = a_{hv} \times \sqrt{\frac{T}{8}} = 7.0 \times \sqrt{\frac{1}{8}} = 2.5 [m/s^2]$$

（$a_{hv}[m/s^2]$は周波数補正振動加速度実効値の3軸合成値：$7.0[m/s^2]$、
T［時間］は1日の振動ばく露時間：2［時間］）

となり、日振動ばく露量 A(8)が日振動ばく露対策値：2.5m/s² 以下となる。

しかし、日振動ばく露量 A(8)が2.5m/s²以下であっても、作業時間の管理においては、振動工具を取り扱わない日を設ける、一連続の振動ばく露時間およびその後の休止時間を遵守するほか、平成21年7月10日付け基発0710第5号のとおり作業時間の管理を含めた振動障害予防の総合対策が必要である。

事業者等は、**手順1〜手順5**に基づいて、1日の具体的な作業の計画を事前に作成し、書面（**図12**参照）などで労働者に示す必要がある。

【参考資料1】　127

No. _____	作業計画書（例） 作業者氏名		
事業場名			
作業内容			
作業場所			
①振動工具を使用した作業	工具名	3軸合成値	(m/s²)
	点検・整備（　　年　　月　　日　結果：		）
②振動工具を使用した作業	工具名	3軸合成値	(m/s²)
	点検・整備（　　年　　月　　日　結果：		）
③振動工具を使用した作業	工具名	3軸合成値	(m/s²)
	点検・整備（　　年　　月　　日　結果：		）
作　業　の　計　画	※振動工具を使用する作業時間、振動ばく露時間、作業の休止時間等の内容を具体的に記入のこと。		
日振動ばく露量 A(8)			(m/s²)
平成　　年　　月　　日		作業指示者　〇〇　〇〇	

作業上の注意
1　振動ばく露時間を遵守のこと。
2　一連続作業時間、休止時間を遵守のこと。
3　保護具（防振手袋など）を着用のこと。
4　使用中に使用開始時などより大きな振動が発生していると感じたときは、使用を止め速やかに作業指示者まで連絡のこと。

その他注意

図12　労働者への作業計画書の例

4　やむを得ず日振動ばく露限界値を超える場合の考え方

　作業の性格上、同一の労働者が同一現場で連続して作業を行なうことが不可欠である場合でかつ日振動ばく露量が 5.0m/s^2 を超える場合には、1週間の作業の計画を作成した上で、振動ばく露を1日8時間×5日（週40時間）として算出し、日振動ばく露量 $A(8)$ を 5.0m/s^2 以下とする1日のばく露許容時間としてもやむを得ないこと。

　いま、**図13**のように、1週間（7日間）を通して、1日目に $A(8) = 6\text{m/s}^2$、4日目に $A(8) = 7\text{m/s}^2$、7日目に $A(8) = 6\text{m/s}^2$ のような作業がある場合、$A(8)_{week} = 4.9$ となり、ぎりぎり許容できる1週間を通じての作業と考えられる。

　この場合の1日8時間×5日（週40時間）の日振動ばく露量 $A(8)_{week}$ は、次のとおり算定される。

$$A(8)_{week} = \sqrt{\frac{1}{5}\sum_{j=1}^{7}A(8)_j^2}$$

$$A(8)_{week} = \sqrt{\frac{1}{5}\sum_{j=1}^{7}A(8)_j^2} = \sqrt{\frac{1}{5}(6.0^2 + 7.0^2 + 6.0^2)} = \sqrt{\frac{1}{5}(36 + 49 + 36)}$$
$$= 4.9[\text{m/s}^2] < 5.0[\text{m/s}^2]$$

　すなわち、1週間をとおして平均化された振動ばく露（$A(8)_{week}$）は、連続7日間のうちの振動ばく露の合計を1日8時間の5日分の基準時間（40時間）にしたものと考えられる。

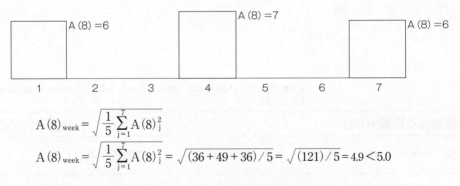

$$A(8)_{week} = \sqrt{\frac{1}{5}\sum_{j=1}^{7}A(8)_j^2}$$

$$A(8)_{week} = \sqrt{\frac{1}{5}\sum_{j=1}^{7}A(8)_j^2} = \sqrt{(36+49+36)/5} = \sqrt{(121)/5} = 4.9 < 5.0$$

図13　1週間（連続7日）の日振動ばく露量 $A(8)_{week}$ のイメージ

したがって、振動障害の予防は、**図 14** に示す振動障害発生のメカニズムからわかるように、振動の大きさと1日のばく露時間（振動工具の使用時間）のほかに、作業方法の問題や、寒冷対策、騒音対策、日常の健康管理等、総合的な予防対策が必要である。

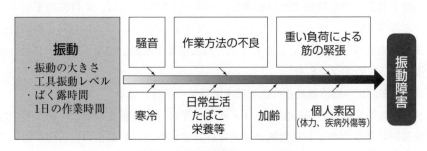

図14　振動障害発生メカニズム

【参考資料２】

【参考資料２】周波数補正振動加速度実効値の３軸合成値の導出について

　手持振動工具からの危険性または有害性（ハザード）の特定は、手持振動工具メーカーや輸入する事業者がユーザーに提示しなければならない振動値（「周波数補正振動加速度実効値の３軸合成値」）で行うことになる。その周波数補正振動加速度実効値の３軸合成値の導出方法には、次の２つがある。
　① 試験規則による周波数補正振動加速度実効値の３軸合成値
　　ハザードの特定には、手持振動工具メーカー等が、工具販売の前に、国際整合性のある試験規則に基づいた工具振動値の計測を行って導いた、振動値の宣言値を用いる。この宣言値は、世界中で比較可能な振動値で、世界のどの国で測定しても比較可能な値が得られる必要があり、万国共通で同じ方法で手持振動工具の振動の評価が出来る必要がある。そのような方法のことを「試験規則」という。
　② 現場計測による周波数補正振動加速度実効値の３軸合成値
　　試験規則で得られた振動値からハザードの特定できない場合には、実現場で振動工具の物理量の計測・評価をする必要がある。

１　試験規則による周波数補正振動加速度実効値の３軸合成値

　工具の発生する振動は、工具の状態・作業状態・使用する先端工具の状態・相手材などで異なってくる。工具の振動の人体への影響の評価は、それぞれの作業で発生する実際の振動の強さを測定しその数値で行うことで評価することが望ましいが、実際の作業現場で振動を測定することはきわめて困難である。そこで、メーカーまたは販売業者が表示する工具振動値で人体への影響を評価することが実用的な方法として用いられる。
　メーカーまたは販売業者が表示する工具振動値は、「周波数補正振動加速度実効値の３軸合成値」であるが、それはどのような作業状態で測定するものだろうか。
　作業により異なる工具振動値を考えられるすべての場合に対してメーカーまたは販売業者が測定し、表示するのは現実的に不可能に近い。また、異なる工具・同じ種類の異なる型式の工具の振動を比較しようとするとき、測定状況が異なった振動値では意味がない。
　メーカーまたは販売業者が表示する振動値は、その工具を用いて行う一般的な作業において発生する振動を代表するものでなければならず、工具ごとの振動値を比較するためには同じ条件で測定されたものでなければならない。
　そのため、メーカーまたは販売業者が工具振動値を表示するために行う振動測定は、測定条件を規定した振動測定規格に従って行う。振動測定規格は、振動測定に当たっての工具および先端工具の条件、相手材の条件（または模擬負荷の条件）、負荷条件、測定者の条件、測定回数と時間、工具の押しつけ力などを詳細に規定しており、測定値から振動値を求める方法についても詳細に規定している。従って、メーカー・機種などが異なる工具で

表1　JIS B 7762 シリーズで振動測定方法が規定される工具

	対象工具
JIS B 7762-1	通則
JIS B 7762-2	チッピングハンマー及びリベッティングハンマー
JIS B 7762-3	ロックドリル及びロータリハンマー
JIS B 7762-4	グラインダ
JIS B 7762-5	舗装ブレーカ及び建設作業用ハンマー
JIS B 7762-6	インパクトドリル
JIS B 7762-7	インパクト、インパルス又はラチェット動作のレンチ、スクリュードライバ及びナットランナ
JIS B 7762-8	ポリッシャ及びロータリ並びにオービタル及びランダムオービタルサンダー
JIS B 7762-9	ランマ
JIS B 7762-10	ニブラ及びシャー
JIS B 7762-11	締結工具
JIS B 7762-12	往復動作ののこぎり及びやすり並びに揺動又は回転動作ののこぎり
JIS B 7762-13	ダイグラインダ
JIS B 7762-14	石工工具及び多針たがね

あっても表示値でその振動の強さを知り、また比較することができる。

　振動測定規格の代表的なものに、平成18年に制定されたJIS B 7762：2006 シリーズ全14部がある。JIS B 7762：2006 シリーズは、工具のハンドルにおける振動測定を規定した国際規格 ISO 8662 シリーズ（空気工具の試験規則）と同一内容の日本工業規格として制定されたものである。JIS B 7762 は、手持ち可搬型動力工具の多くに対し振動測定方法を規定している。対象工具を**表1**に示す。

　電動工具については、欧州規格である EN 50144 シリーズまたは EN 60745 シリーズが適用されることが多いため、日本でも EN 50144 または EN 90745 を適用する。EN 規格による測定は、電動工具の特性を考慮したものであるが、JIS B 7762 による測定と類似している。

　エンジン工具については JIS 規格に準拠すべき規格がないため、国際規格 ISO 22867：2004 によって測定する。

　EN 規格、または ISO 22867 により測定を行う場合は、規格の規定事項に従わねばならない。

　いずれの規格による場合も、手腕振動の基本規格である次の JIS 規格が必須となる。

　・JIS B 7761-1：2004　手腕系振動-第1部：測定装置

　　JIS B 7761-1：2004 は、国際規格 ISO/DIS 8041：2003 Human response to vibration-Measuring instrumentation の手腕振動測定装置に関する部分を一部修正した JIS 規格である。

・JIS B 7761-2：2004　手腕系振動-第2部：作業場における実務的測定方法

JIS B 7761-2：2004 は、国際規格 ISO 5349-2：2001　mechanical vibration-Measurement and evaluation of human exposure to hand-transmitted vibration-Part 2：Practical guidance for measurement at the workplace と一致した JIS 規格である。

・JIS B 7761-3：2007　手腕系振動-第3部：測定および評価に関する一般要求事項

JIS B 7761-3：2007 は、国際規格 ISO 5349-1：2001　mechanical vibration-Measurement and evaluation of human exposure to hand-transmitted vibration-Part 1：requirements と一致した JIS 規格である。

　表1に示した JIS B 7762 による振動測定は、工具のハンドルにおける振動を実験室で測定する方法について規定し、規定の負荷で作業したときの工具のハンドルにおける振動の大きさを確定するためのものである。

　規格は、その適用によって異なる動力工具または同じ種類の異なる型式の動力工具を比較するのに用いることを目的としているが、測定結果は標準的な作業において発生する振動加速度と近い値となるような条件設定がなされており、測定結果を振動障害のリスク評価に用い、また適切な作業管理を行うための活用ができる。実際の作業における振動を作業現場で測定することはきわめて困難であり、作業現場においては、作業管理または振動障害のリスク評価のために工具メーカーまたは販売業者等が JIS B 7762 により測定し工具に表示する振動値（周波数補正振動加速度実効値の3軸合成値）を利用するのが一般的である。

　JIS B 7762 では、単軸振動の測定を規定している部もあるが、振動測定は3軸で行い、各軸の周波数補正振動加速度実効値を合成したものを振動値として表示しなければならない。

　また、JIS B 7762 では、動力源を空気圧、油圧に限定している部もあるが、原則として全

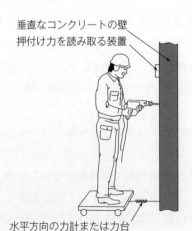

図1　振動ドリルの振動測定
コンクリートの壁に穴をあける（JIS B 7762-6）

ての動力源の工具に対して適用できるものとして規格が定められている。

JIS B 7762 に規定する振動測定方法の概略を説明する。

① 測定装置は、JIS B 7761-3：2007 および JIS B 7761-1：2004 に適合するものを使用する。

② 測定する工具は、適切に点検整備を行った新品の工具であること。電動、油圧、エンジン工具では測定前に暖機運転を行うこと。

③ 試験中、工具を定格動力で操作し、製造業者の取扱説明書に従って、安定、かつ、円滑に操作を行う。

④ 負荷として、実作業に類似した負荷を用いるもの、模擬負荷装置を用いるもの、無負荷運転で測定を行うものがある。

1) 実作業に類似した負荷を用いるもの
・ロータリーハンマーおよび軽いロックドリル、振動ドリル、ニブラーおよびシャー、サンダーおよびポリッシャー、締結工具、のこぎりおよびやすり

2) 模擬負荷を用いるもの
・模擬負荷（治具）を用いるもの――ハンマー、重いロックドリル、コンクリートブレーカー、インパクトレンチ、ランマ、石工工具および多針たがね
・模擬先端工具を用いるもの――グラインダー、ダイグラインダー

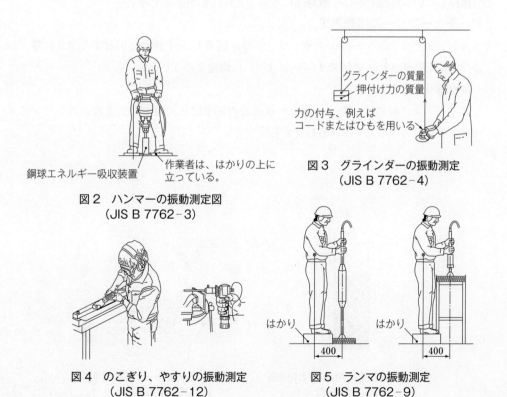

図2　ハンマーの振動測定図
（JIS B 7762-3）

図3　グラインダーの振動測定
（JIS B 7762-4）

図4　のこぎり、やすりの振動測定
（JIS B 7762-12）

図5　ランマの振動測定
（JIS B 7762-9）

⑤ 試験は、該当工具の操作に熟練した者3人が各5回行い、その平均値を求める。
⑥ 各工具の押しつけ力を定めている。そのため、試験を行う者ははかりの上に立ち押しつけ力を測定確認できるようにする。グラインダーの場合はカウンターウエイトを用いた試験となる。
⑦ 使用する先端工具は、工具製造業者が推奨するもので、サイズ等が規定されている。
⑧ 実作業に近い試験の場合、使用する材料が規定されている。（材質・厚さ・コンクリートの圧縮強度など）

（1）ISO 22867：2004 によるチェーンソー、刈払い機の振動測定

代表的な林業用工具であるエンジンチェーンソーおよびエンジン刈払い機については、日本工業規格に適用できる規格がないため、国際規格 ISO 22867：2004 を適用する。

ISO 22867：2004 Forestry machinery‒Vibration test code for portable hand‒held machines with internal combustion engine‒Vibration at the handles

エンジンチェーンソーおよびエンジン刈払い機の振動測定においては、エンジン工具の特性を考慮し、アイドリング時・負荷時・空ふかし時それぞれの振動値を測定し、これらを総合して工具振動値としている（電動工具、空圧工具では、スイッチの入り切りで直接動力源が起動・停止するためアイドリングや空ふかしを考慮する必要はない）。エンジンチェーンソー、エンジン刈払い機の振動ばく露時間は、「エンジンが動いている状態で工具を手で保持している時間」がばく露時間になることに注意が必要である。

ア　チェーンソーの振動測定

エンジンチェーンソーは、アイドリング時、図6に示す材木を切断する全負荷時、および空ふかし時（80cc 未満のチェーンソー）に測定を行う。

測定個所は図7に示す。

アイドリング時には、チェーンソーは通常の水平位置に両手で支える。エンジンスピードは製造業者の指定する回転数とする。

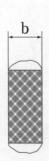

図6　振動測定に用いる材木断面
（ISO 22867）

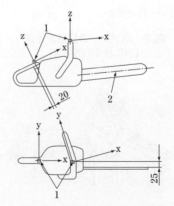

図7　チェーンソーの振動測定位置
（ISO 22867）

【参考資料2】　135

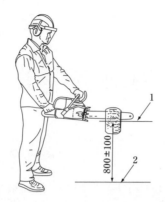

図8　チェーンソー負荷時の位置（ISO 22867）

　負荷時の測定は、**図8**に示す断面の節なしで乾燥または凍結していない広葉樹材を用い、**図8**の位置で切断を行い測定する。のこ刃は水平に木材に対し直角に維持する。エンジン回転は最大出力とし、木材の3分の1切断時に測定する。

　空ふかし時は、チェーンソーは通常の水平位置に両手で支える。エンジンスピードは最大出力時回転数の133％とし、スピードリミット付きエンジンの場合は可能な最大スピードとする。

　アイドリング時、負荷時、空ふかし時（80cc未満）それぞれの「補正振動加速度実効値の3軸合成値」を各5回測定しその平均値をそれぞれの補正振動加速度実効値とする。各値の二乗の和の平均の平方根の値がチェーンソーの表示振動値となる（詳細は、ISO 22867：2004を参照のこと）。

イ　刈払い機の振動測定

　刈払い機は、無負荷で、アイドリング時（製造業者の指定する回転数で刃物が回転しないこと）および空ふかし時（エンジン最大出力時の回転数の133％）に測定を行う。

　測定時の位置は**図9**に示す。

　振動測定個所は**図10**、**図11**に示す。

　測定は1回につき2秒以上を4回、合計測定時間が20秒以上になるよう行う。

　各測定を右/左ハンドル（ループハンドルの場合は主/ループハンドル）にて行い、測

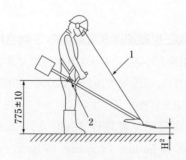

図9　刈払い機の測定時の位置（ISO 22867）

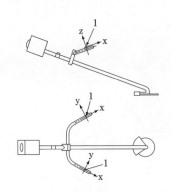
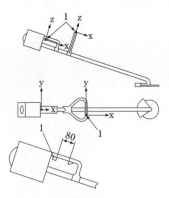

図10 振動測定位置（Uハンドル）　　図11 振動測定位置（ループハンドル）
　　　　（ISO 22867）　　　　　　　　　　　　（ISO 22867）

定値の平均から補正加速度実効値の3軸合成値を求め、右/左（主/ループ）ハンドルにつきアイドリング時、空ふかし時の合成値の二乗を平均しその平方根を求める（詳細は、ISO 22867：2004を参照のこと）。

(2) EN 50144 および EN 60745 による電動工具の振動測定

EN 50144 および EN 60745 は、電動工具の安全規格であり、騒音・振動に関する項目を含む CENELEC（欧州電気標準化委員会）が制定した欧州規格である。EN 50144 は CENELEC が独自に作成し、EN 60745 は電動工具安全の国際規格 IEC 60745 に CENELEC により騒音および振動に関する項目が追加され EN 規格とされたものであるが、EN 50144 は EN 60745 に移行しつつあり、新規に EN 規格に準拠した測定を行うならば EN 60745 に従うことが望ましい。

すでに欧州に電動工具を輸出している製造業者は、欧州機械指令に適応するためこれらの EN 規格に従った振動測定を行い、振動値を宣言している。（空気圧工具・油圧工具の場合は、ISO 8662 に従った測定を行い、振動値を宣言する。）

EN 50144、EN 60745 ともに、振動測定の基本規格は ISO 5349-1：2001（JIS B 7761-3：2007 が一致規格）、ISO 5349-2：2001（JIS B 7761-2：2004 が一致規格）、ISO 8662：2005（JIS B 7761-1：2004 が同等規格）であり、測定方法については JIS B 7762 と同じまたは類似しているため、ここでは詳細な説明は省く。適用する場合は、各規格の第1部および該当する部を参照のこと。

2　現場計測による周波数補正振動加速度実効値の3軸合成値

JIS B 7762、ISO 22867、EN 50144、EN 60745 が適用できない場合、または実際の作業現場での振動を測定したい場合は、JIS B 7761-2：2004　手腕系振動-第2部：作業場における実務的測定方法により測定を行う。

JIS B 7761-2：2004 は、国際規格 ISO 5349-2：2001 Mechanical vibration-measurement and evaluation of human exposure to hand-transmitted vibration-Part 2：Practical guidance for measurement at the workplace と一致した日本工業規格である。

作業現場での実作業の振動測定には困難が伴う。JIS B 7761-2：2004 による測定を行うことで、実験室で得る振動値でなく、実際の作業現場での振動を測定できるわけであるが、ある場合には実作業そのものの振動測定でなく、現場で実作業を模した作業を行い振動測定を行うこととなる。

(1) 作業場での測定準備

作業場での測定に当たっては、1日の平均的な振動ばく露の実態をつかむため、測定対象作業の選択に当たり、a）振動ばく露源　b）工具の作動状態　c）振動ばく露に影響を与える作動条件の違い　d）振動ばく露に影響を与える先端工具　e）作業者および監督者が最も大きな振動が発生すると考えている作業状況についての情報　f）各作業についての潜在的な振動の危険要因の見積：振動発生値に関する製造業者による情報または同種の工具について公表されている測定結果の情報、を確認する必要がある。

(2) 測定方法

作業場では、ドリル、ハンマ、ドライバなど多くの振動工具を使用する。これらの工具の振動は3軸方向の成分を含んでいる。これらの工具の振動の大きさは、工具の振動を測る場所によって大きく異なる。

測定は、加速度ピックアップを測定位置に固く取り付け、3軸全ての方向の測定を行い振動加速度実効値の合成値を求める。測定はできるだけ3軸同時に行うものとするが、振動工具の大きさやハンドルの構造によっては、3軸同時測定が困難な場合がある。そのような場合は、同一測定条件でX、Y、Z 3軸の各軸を順次測定した振動加速度実効値から振動合成値を求めてもよい。

振動工具に取付ける加速度ピックアップは、できるだけ小型・軽量で重さ30g以下の3軸一体構造のものを使用する。

(3) 加速度ピックアップの取り付け位置

ドリル、ハンマ、ドライバなどは、片手操作ができる小型なもの、両手で操作する大型なものなど多様である。したがって、振動にばく露されるハンドル部や手を添える位置があるものなどは使用条件にあわせて手の位置で測定する。

測定位置は、**図12** および **図13** に示すハンドルを握る箇所を測定する。

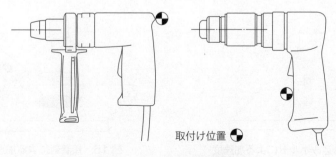

図12　ドリルの測定位置の例

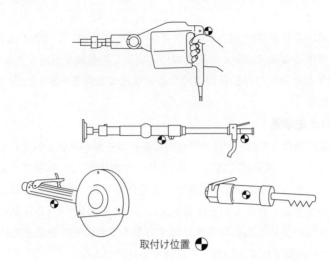

図13　インパクトレンチ、ランマ、のこぎりの測定位置の例

　工具の構造やハンドルの形状によっては、測定位置がハンドルを握る位置にできない場合がある。その場合は、握りをじゃましない範囲でできるだけ作業者の手の近くとする。

(4) 加速度ピックアップの取り付け方法

　振動の測定において、最も重要なことは振動工具の振動を正確に検出することであるが、**図12**、**図13**の測定位置の例に示すように、加速度ピックアップの取付け場所はハンドルの位置であり、形状は曲線状が大半であり、加速度ピックアップ取り付けにふさわしい平坦な形状ではない。取付け方法によっては測定値に大きな違いが出ることもある。

　複雑な形状をもつハンドルでは、ピックアップを直接取り付けられない場合もあり、工具に合わせたアダプタを準備する必要がある。

ア　埋め込みボルトによる取付け（ねじ止め）

　振動面にねじ穴が開けられる場合は、加速度ピックアップ指定の標準取付けねじを使って直接ねじ穴に取り付ける（**図14**）。

イ　接着剤による取付け

　平坦な振動面の場合、直接接着剤またはエポキシ樹脂タイプのセメントで固定する方法が多く使われる（**図15**）。平坦な面がないハンドルなどは、アダプタに小型、軽量ピックアップを接着で固定する方法が使われる。

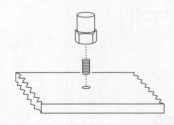

図14　埋め込みボルトによる加速度ピックアップの取付け

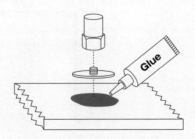

図15　接着剤による加速度ピックアップの取付け

加速度ピックアップに接着剤を直接つけることを避けるため、一般的には使い捨ての接着取付用スタッドを使用する。軟質の接着剤やワックスは密着性に乏しく周波数応答特性が良くないため推奨しない。

ウ　クランプ接続

加速度ピックアップを軽量な取付けブロックにつける。ブロックを柔軟なストラップによって振動面に固定する。金属またはナイロン製ストラップがよく使われる（**図16**）。ナイロンケーブル・タイは固く締めることができるタイプを使う（ラチェットタイプの再利用可能なケーブルタイは不適当）。取付部品類により共振周波数の影響がでる可能性があり、測定周波数範囲の上限よりも十分に高いことを確認する。

エ　手持ちアダプタ

弾力性のある材料で覆われたグリップ面など、加速度ピックアップを固定できない場合は、手持ちアダプタを伸縮性のある粘着テープで固定するか、手で直に握る構造のアダプタを用いる（**図17**、**図18**）。手持ちアダプタには、ピックアップを取り付けるスペースを残した個々に成型したアダプタを製作する。

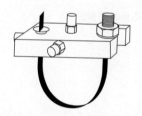　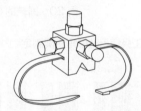

a) 金属製Uクランプ（金属ストラップ式）　　b) ナイロンストラップまたは金属ホース

図16　ストラップによる加速度ピックアップ取付けブロックの取付け

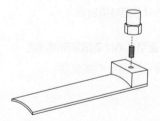　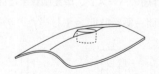

図17　簡単な手持ち式のアダプタ　　図18　成型による手持ち式のアダプタ

(5)　測定の構成

測定は次の4つの基本的な方法で構成する。作業場では測定に十分な継続作業が得られない場合が多く、断続作業または衝撃的なばく露を受ける場合が多いため、JIS B 7761-2の規定に従い測定を行わなければならない。

ア 連続的な工具使用時の長時間測定

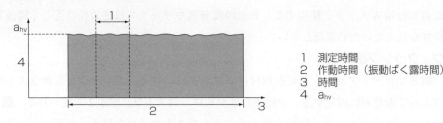

図19 連続ばく露における長時間測定

イ 断続的な工具使用時の長時間測定

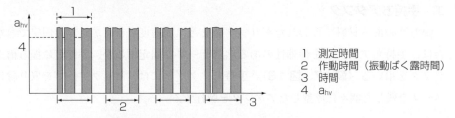

図20 断続的なばく露における長時間測定

ウ 断続的な工具使用時の短時間測定

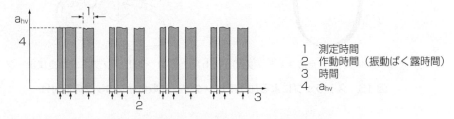

図21 断続的なばく露における短時間測定

エ 工具操作時のバースト、単発衝撃または繰り返し衝撃における固定時間測定

ばく露時間＝測定時間×1日当たりの衝撃数／測定時間中の衝撃数

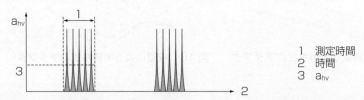

図22 工具操作時の単発衝撃における固定時間測定

（6）測定時間

測定では、工具または工程における典型的な使用条件を示す時間内の平均値を得ることが望ましい。この時間の中には、振動値の変動が含まれ、ばく露のない時間も含まれる場

合がある。同じ日の別な時間にも一連の測定を行い、平均化することで振動の日内変動を得ることが望ましい。

振動ばく露はしばしば短時間であり、1作業日において幾度も繰り返される。

最小測定時間は、信号、測定機器および作業条件により決まる。サンプル数とサンプル測定時間の積（合計測定時間）は、少なくとも1分間はとることが望ましい。単一の長時間測定よりも、多くの短時間サンプルを優先することが望ましく、各作業につき少なくとも3個のサンプルをとることが望ましい。

8秒以下のような短い持続時間の測定は、信頼性は低いため避けることが望ましい。短時間の測定を避けられない場合は、1分以上の測定時間を確保するために3個より多くのサンプルをとることが望ましい。

(7) 模擬操作

通常の工具操作時では測定が不可能かまたは困難な場合、模擬作業により測定プロセスを単純化することも可能である。

模擬操作の主な目的は、通常の作業において許される時間を超えた長時間測定を実現することにある。模擬操作は、1作業当たり数秒しか継続しない作業を、材料などを工夫しより長い時間の測定を可能にする方法である。

(8) 測定装置

測定装置は、JIS B 7761-1：2004 および JIS B 7761-3：2007 の規定を満足する装置を使用する。

作業場での測定においては、可搬型の手腕振動測定器の使用が便利であるが、デジタルレコーダまたはアナログレコーダ時間軸波形を記録させることができれば、1/3オクターブ分析やコンピュータによる解析が行えることになり、より詳細な解析を行うことが可能となる。

参考文献
1) 振動障害等の防止に係る作業管理のあり方検討会報告書
 http://www.mhlw.go.jp/shingi/2009/03/s0301-1.html
2) チェーンソー取扱い作業指針について（平成21年7月10日付基発0710第1号）
 http://www.jaish.gr.jp/anzen/hor/hombun/hor1-50/hor1-50-26-1-0.htm
3) チェーンソー以外の振動工具の取扱い業務に係る振動障害予防対策指針について
 （平成21年7月10日付基発0710第2号）
 http://www.jaish.gr.jp/anzen/hor/hombun/hor1-50/hor1-50-27-1-0.htm
4) 振動工具の「周波数補正振動加速度実効値の3軸合成値」の測定、表示等について
 （平成21年7月10日付基発0710第3号）
 http://www.jaish.gr.jp/anzen/hor/hombun/hor1-50/hor1-50-28-1-0.htm
5) 振動障害総合対策の推進について（平成21年7月10日付基発0710第5号）
 http://www.jaish.gr.jp/anzen/hor/hombun/hor1-50/hor1-50-29-1-0.htm

【写真提供】
アトム株式会社
小野谷機工株式会社
株式会社コスモメカニクス
株式会社シモン
興研株式会社
豊平製鋼株式会社
山本光学株式会社

　　　　　　　（50音順）

製造業における振動工具取扱作業の知識
—振動工具取扱作業用教育テキスト—

平成22年9月30日	第1版第1刷発行
平成28年8月1日	第2版第1刷発行
令和6年11月25日	第13刷発行

　　編　　者　　中央労働災害防止協会
　　発 行 者　　平 山　　剛
　　発 行 所　　中央労働災害防止協会
　　　　　　　〒108-0023
　　　　　　　東京都港区芝浦3-17-12 吾妻ビル9階
　　　　　　　電話　販売　03(3452)6401
　　　　　　　　　　編集　03(3452)6209
　　印刷・製本　新日本印刷株式会社

乱丁・落丁本はお取り替えいたします　　　　　© JISHA 2016
　　ISBN 978-4-8059-1702-2　C3053

中災防ホームページ　https://www.jisha.or.jp/

本書の内容は著作権法によって保護されています。本書の全部または一部を複写（コピー）、複製、転載すること（電子媒体への加工を含む）を禁じます。